Dr. Jürgen Weihofen
Birgit Gey-Kemper

Gewürzkräuter

Gesundheit aus dem Klostergarten

Dr. Jürgen Weihofen
Birgit Gey-Kemper

Gewürzkräuter

Gesundheit aus dem Klostergarten

Originalausgabe

sanoform

sanoform-Verlag
Dr. Jürgen Weihofen
Wilhelm-Hamacher-Platz 25
53840 Troisdorf
Tel.: +49-2241-83903
Fax: +49-2241-72940
e-Mail: Dr.Weihofen@t-online.de

1. Auflage 2000
Dr. Jürgen Weihofen
Birgit Gey-Kemper
Gewürzkräuter –
Gesundheit aus dem Klostergarten

Umschlag: Design-Studio, Troisdorf
Zeichnungen: Birgit Gey-Kemper
Cover hinten: Quendel, Thymian, Salbei

Gesamtherstellung: Presse-Druck, Augsburg
Printed in Germany 2000
ISBN 3-925502-11-4

Inhalt

Vorwort

Kochen und Heilen gehören zusammen. Nicht umsonst sagt ein altes Sprichwort: „Ein guter Koch ist auch ein guter Arzt." Ohne die gelungene Zubereitung der Speisen würde das Essen zu einem faden „Magenfüllen" verkommen und uns so mancher Bissen sprichwörtlich „im Hals stecken bleiben". Erst Duft- und Geschmacksstoffe der Gewürze machen die Nahrung zu einem sinnlichen und heilsamen Vergnügen.

Was sind Gewürze? Der Name kommt vom mittelhochdeutschen „Wurz", was nicht anderes als Kraut oder Pflanze bedeutet. Gewürze sind also schlichtweg ganze oder zerkleinerte Pflanzenteile. Allein der höhere Gehalt an aromatischen Inhaltsstoffen macht sie gegenüber anderen Pflanzen zu dem, was sie sind: Gewürze. Da die meisten Würzpflanzen auch Heilwirkungen haben, ist eine Trennung in Gewürze und Heilpflanzen wenig sinnvoll und oft gar nicht möglich, die Übergänge sind fließend.

Die Schulmedizin ist mit dem ausschließlichen Einsatz synthetisch hergestellter Medikamente an ihre Grenzen gestoßen. Dem Machbarkeitswahn des 20. Jahrhunderts folgt langsam die Ernüchterung, denn dem banalen grippalen Infekt, den vielen Allergien und der Zunahme chronischer Erkrankungen stehen die Ärzte machtlos gegenüber.

Immer mehr Menschen besinnen sich auf die Heilkräfte der Natur und wenden sich der Kräuterheilkunde zu. Sie wollen wieder als ganzer Mensch, als ein Körper-Seele-Geistwesen wahrgenommen und verstanden werden. Die alte Klostermedizin wusste um die tiefen Zusammenhänge zwischen Körper, Seele und Geist. Sie hatte erkannt, dass der Mensch nur in tiefer Verbundenheit mit der Schöpfung glücklich und gesund leben kann. Die mittelalterlichen Klostergärten bewahren noch viele, in Vergessenheit geratene Schätze für uns. Dieses Büchlein möchte einen kleinen Teil davon heben.

Troisdorf, im November 2000

Dr. Jürgen Weihofen   Birgit Gey-Kemper

Über die Autoren:
Dr. Jürgen Weihofen ist Diplom-Oecotrophologe, Dozent und Fachautor im Bereich Gesundheit und Ernährung. Er betreibt in Troisdorf eine Praxis für Ernährungsberatung.

Birgit Gey-Kemper ist Ärztin, Dozentin und Fachautorin im Bereich Kräuterheilkunde und traditioneller Heilweisen. Sie betreibt in Bad Honnef eine ärztliche Beratungspraxis.

Hinweis: Dieses Buch kann bei einer behandlungsbedürftigen Krankheit den Besuch eines Arztes oder Heilpraktikers nicht ersetzen. Die Anwendung der Informationen liegt in Ermessen und in der Verantwortung des Lesers. Verlag und Autoren übernehmen keine Haftung.

Kleine Kulturgeschichte der Würzkräuter

Es scheint ein Urbedürfnis der Menschen zu sein, die ihm zur Verfügung stehenden Nahrungsmittel geschmacklich mit Gewürzen zu verfeinern. Jede Kultur kennt ein vielfältiges Arsenal von Pflanzen, die einen ausgeprägten, markanten Geruch und Geschmack besitzen und deshalb zum Würzen eingesetzt werden. Wie alt dieses Bedürfnis ist, lässt sich heutzutage nicht mehr nachvollziehen. In jeder Kultur, die aufgrund schriftlicher oder baulicher Überlieferung aus dem Dunkel der Geschichte auftaucht, ist der Gebrauch von Würzpflanzen und der Handel mit ihnen nachzuweisen.

Bereits die Kräuterkundigen der Babylonier, Ägypter, Inder, des antiken Griechenlands und des vorchristlichen Roms haben beeindruckende schriftliche Zeugnisse eines umfassenden Heil- und Würzkräuterwissens hinterlassen. Die alten Kulturen kannten die heutige strikte Trennung zwischen Gewürz und Heilpflanze nicht. Kräuter wurden nicht nur zur Verfeinerung der Speisen, sondern auch zur Anreicherung der lebensnotwendigen Nahrung mit Lebenskraft angewandt, teilweise sogar lediglich wegen ihrer magischen Bedeutung ins Essen gegeben. Im frühen Babylon weckte man die Kräfte der Heil-

und Würzpflanzen durch Anrufungen mit magischen Zaubersprüchen. Auch Indien verehrt bis heute in der 5000 Jahre alten Erfahrungsmedizin Ayurveda die Pflanzen als heilig. Nur den Priestern aus der Kaste der Brahmanen ist der Umgang und die Anwendung der Heilkräuter und heilsamen Gewürze erlaubt.

So alt wie die Kunde über die Heil- und Gewürzkräuter ist auch der Handel mit diesen Kostbarkeiten. Bereits in den zwei Jahrtausenden vor Christi Geburt überzog ein riesiges Netz von Handelsstraßen die damals bekannte Welt. Neben den Kostbarkeiten Gold, Edelsteinen und edlen Stoffen waren es vor allem die Gewürz- und Heilkräuter, die als begehrte Handelsware zwischen China, Indien, Persien, Ägypten, Griechenland und Rom hin und her transportiert wurden.

Doch nicht nur Südostasien, der Vordere Orient und die Mittelmeerländer, sondern auch unsere nordischen Kulturen verwendeten schon früh aromatische und heilkräftige Pflanzen zur Verfeinerung der Speisen. Es sind die nordischen Sagen, Epen und Balladen, die uns Fragmente des umfassenden Kräuterwissens der Kelten und Germanen widerspiegeln, das in der Frühzeit nur mündlich weitergegeben wurde. Die europäischen Druiden wendeten dieses Wissen in Beschwörungsritualen und Zaubertränken an.

Während der Christianisierung wurde der umfangreiche Erfahrungsschatz in christlich vertretbarer Form zusammen mit dem Heilkräuterwissen des alten Roms und Griechenlands in zahlreichen Büchern aufgezeichnet und in den Bibliotheken der Mönchs- und Nonnenklöster für nachfolgende Generationen bewahrt. Die Klostermedizin des Mittelalters entstand. Jedes Kloster verfügte über einen Garten, in dem die vielfältigsten Pflanzen wuchsen. Neben den reinen Heilpflanzen wurden auch viele Kräuter angebaut, die der Würze der Speisen dienen sollten. Aus praktischen Gründen pflanzte man besonders gerne Kräuter, die beide Möglichkeiten in sich trugen. Heil- und Würzpflanzen sollten nicht nur Krankheiten heilen, sondern auch Speisen würzen, haltbarer machen, Schädlinge vertreiben, so manchen fauligen Geschmack überdecken und das Essen insgesamt bekömmlicher gestalten. Angereichert wurde das vielfältige Arsenal einheimischer Kräuter durch die mannigfaltigen exotischen Gewürze, die Ritter von ihren Kreuzzügen aus dem fernen Orient mit nach Hause brachten. Die Schriften der heute wieder populär gewordenen Äbtissin Hildegard von Bingen spiegeln die ganzheitliche Sicht des Menschen wider. In ihnen findet man neben der Lehre vom rechten Glauben ganz konkrete Anregungen für eine bessere und gesündere Ernährung, da in der Fehlernährung eine der wichtigsten Ursachen von Krankheit erkannt wurde.

Ein Großteil dieses Wissens geriet in den Wirren der nachfolgenden Jahrhunderte in Vergessenheit oder galt als altmodisch und überholt. Besonders die spätere Epoche der Aufklärung brachte den Versuch, alle Vorgänge in der Natur und im menschlichen Körper rational zu erklären. Je weiter der Verstand die Sicht auf die einzelnen Teile des Ganzen freigab, desto mehr verlor man den Blick für die ganzheitlichen Zusammenhänge der Schöpfung. Man suchte die Ursache und Heilung von Krankheit in einzelnen Organen und schließlich in der einzelnen Zelle. Erst in den letzten Jahrzehnten besinnen sich die Menschen wieder zunehmend auf die ganzheitliche Sicht des Kosmos und auf eine sanfte Medizin. Das Bedürfnis nach einer gesunden Ernährung und nach Heilung mit der Natur wächst und mit ihm das Interesse an den alten Heil- und Würzkräutern.

Genuss und Gesundheit

Würzkräuter verbinden Heilen und Genießen auf ideale Weise miteinander. Sie beleben die Sinne, sind hübsch anzusehen, duften, schmecken gut und schenken mit Hilfe der Inhaltsstoffe und der Lebenskraft, die in ihnen ruht, Linderung und Heilung. Mit ihren energetischen Schwingungen nehmen sie Einfluss auf den energetischen Zustand ihres Umfeldes. Diese Wirkweise wird in der Homöopathie genutzt. Ihre chemischen Inhaltsstoffe wirken auf der molekularen Ebene direkt auf den Körper ein. Mit ihrer Schönheit, ihrem Duft und ihrem Geschmack finden sie über die Sinnesorgane den Zugang zur menschlichen Seele.

Erst das harmonische Zusammenspiel der einzelnen Sinne macht die Pflanze im Ganzen erfahrbar. Die menschliche Zunge zum Beispiel kann nur die vier Geschmacksrichtungen süß, sauer, salzig und bitter unterscheiden. Ferner empfindet sie die Qualitäten zusammenziehend, wohlschmeckend, scharf, brennend, metallisch und umami (geschmacksverstärkend). Die Nase ist da schon sehr viel sensibler. Sie kann angeblich bis zu eine Million verschiedene Gerüche unterscheiden und sich diese auch noch zu einem Großteil merken. Zum exakten Schmecken der Speisen braucht der Mensch also nicht nur die Zunge, sondern auch die viel differenziertere Nase. Wie wichtig sie zum Erkennen des Geschmacks ist, merkt man erst, wenn die Nase vom Schnupfen verstopft ist.

In der Aromatherapie kennt man die wichtigen Zusammenhänge zwischen Düften und körperlichen sowie seelischem Wohlbefinden. Die vorwiegend aus den ätherischen Pflanzenölen hergestellten Essenzen nehmen sanften Einfluss auf die Energieströme im Körper, auf das Gefühlsleben und auf die seelische Befindlichkeit.

Ganzheitliche Effekte

Die ganzheitliche Sicht des Menschen und der Heil- und Würzkräuter ist nichts Neues, auch wenn sie dem modernen rational denkenden Menschen eher fremd vorkommt. Die älteste Heilkunde der Welt, die schamanische Medizin der Naturvölker, basiert auf der ganzheitlichen Sicht der Welt und der in ihr lebenden Wesen. Alles in der Natur und im Kosmos ist miteinander verbunden, bewirkt sich gegenseitig, verwandelt sich ineinander und kann unabhängig voneinander nicht existieren. Krankheit entsteht, wenn das der Schöpfung und dem Menschen innewohnende dynamische Gleichgewicht aus den Fugen gerät. Ist der ewige Kreislauf von Nehmen und Geben, von Werden und Vergehen gestört, weil ein Element überbetont oder vernachlässigt wird, kommt es zu Störungen und Blockierungen im Lebensfluss. Die Heiler aus der schamanischen Tradition erkennen solche Disharmonien und behandeln sie auf energetischer Ebene mit Hilfe hochwirksamer Rituale und den Kräften der Pflanzen.

Auch das Ayurveda, die 5000 Jahre alte Erfahrungsmedizin und Lebensphilosophie Indiens lehrt, die Harmonie des einzelnen Individuums in Beziehung zur Harmonie des ganzen Universums zu bringen. Körper, Seele und Geist werden als untrennbar miteinander verwoben gesehen. Drei Grundkräfte wirken in unterschiedlicher Ausprägung in Mensch, Tier und Pflanze. Ist ihr Gleichgewicht gestört, entsteht Krankheit. Der ayurvedische Arzt stellt für jeden Kranken ganz individuelle Kräutermischungen her, die den Körper, die Seele und den Geist wieder ins gesunde Gleichgewicht der Kräfte bringen sollen.

Gesundheit wird auch in China seit Jahrtausenden als Harmonie zwischen Körper, Seele und Geist verstanden. Die universelle Lebensenergie Qi durchdringt alles Sein und macht Leben erst möglich. Es sind die gegensätzlichen Kräfte Yin und Yang, die im gesunden Organismus miteinander harmonieren und ineinander fließen. Ist das Gleichgewicht gestört, kommt es zu Unausgewogenheit und in der Folge zu Krankheit. Mit Hilfe der Akupunktur und den Heilpflanzen versuchen die chinesischen Ärzte, die im Körper fließenden Kräfte wieder in individuelle Harmonie zu bringen.

Auch in Europa ist die auf rationalen naturwissenschaftlichen Erkenntnissen beruhende Medizin gar nicht so alt. Noch im 18. Jahrhundert beherrschte die bereits in der Antike entwickelte „Säftelehre“ die ärztliche Heilkunde in Diagnose und Therapie. In dieser Lehre gibt es die vier „Körpersäfte“ oder „Temperamente“ cholerisch, phlegmatisch, sanguinisch und melancholisch, die im einzelnen Menschen in unterschiedlicher Mischung wirken. Krankheit entsteht dann, wenn das individuelle Gleichgewicht gestört ist. In dieser Lehre sind die Kräuter nicht nur eine Ansammlung von Einzelwirkstoffen, sondern sie verfügen über bestimmte Eigenschaften wie Kälte, Wärme, Trockenheit oder Feuchtigkeit, je nachdem, welchem Planeten sie astrologisch unterstehen. Durch diese Eigenschaften können sie Störungen im Verhältnis der Körpersäfte ausgleichen.

Unabhängig vom Weltbild und von den mit ihm verbundenen Erklärungsversuchen für die Wirksamkeit einer Heilpflanze verfügt die Menschheit über einen riesigen Schatz an Erfahrung in der Anwendung der heilkräftigen Kräuter. Diese Erfahrungen findet man weltweit in der jeweiligen Volksheilkunde wieder.

Zur Zeit befindet sich die moderne Kräuterheilkunde in der seltsamen Situation, dass die Erkenntnisse der analytischen Pharmakologie oft nicht mit den Erfahrungen der Volksheilkunde übereinstimmen. Viele traditionelle Anwendungsweisen lassen sich anhand der chemisch nachgewiesenen Inhaltsstoffe nicht erklären, bei anderen Pflanzen dagegen wird erst durch das Wissen um die Zusammensetzung der Substanzen eine therapeutisch sinnvolle und sichere Anwendung möglich. In diesem scheinbaren Dilemma hilft die ganzheitliche Sicht weiter. Erfahrungsheilkunde und chemische Pharmakologie sind jeweils nur Teilansichten einer Pflanze. Ganzheitliche Pflanzenheilkunde bedeutet, sich sowohl die Schätze der Erfahrungsheilkunde als auch die Erkenntnisse der Pharmakologie zu eigen zu machen und diese zur

Heilung des Körper-Seele-Geistwesens Mensch einzusetzen.

Heilkräftige Inhaltsstoffe

Chemisch betrachtet besteht eine Pflanze nicht nur aus einem einzigen Wirkstoff, sondern verfügt über ein vielfältiges Gemisch der verschiedensten Inhaltsstoffe, die ihr den ihr eigenen Geruch, Geschmack und die spezielle Wirkung auf den menschlichen Körper geben. Meist findet man einen Hauptwirkstoff, dessen Einfluss recht deutlich hervortritt, und mehrere Nebenwirkstoffe, die den Hauptwirkstoff unterstützen oder auch hemmen können. In vielen Pflanzen lassen sich bis heute keine Wirkstoffe isolieren, weshalb die Ursache für ihre Wirksamkeit im energetischen Bereich der Pflanze und in ihrer „Seele" vermutet wird. Jedes Kraut enthält ferner eine Anzahl indifferenter Begleitstoffe (Ballaststoffe, z.B. Zellulose, Stärke u.s.w.), die für die Heilkraft kaum eine Rolle spielen, jedoch immens zur besseren Bekömmlichkeit beitragen.

Ätherische Öle sind leicht flüchtige, flüssige, ölige Substanzen, die mit Hilfe der Wasserdampfdestillation aus den Pflanzen gewonnen werden. Nur Citrusöle presst man direkt aus der Fruchtschale. Die ätherischen Öle werden gerne als „Seele der Pflanzen" bezeichnet. Chemisch gesehen sind sie mit den fetten Ölen nicht verwandt. Wirksame Heilpflanzen enthalten oft einen besonders hohen Anteil an ätherischen Ölen.

Alkaloide sind kompliziert gebaute stickstoffhaltige organische Verbindungen, die zu den stärksten Giften zählen, die man kennt. Nur wenige Milligramm können zu Vergiftungen oder Tod führen. Wie schon Paracelsus wusste, macht „Die Menge allein...das Gift". Bei richtiger Dosierung angewendet, sind Pflanzen mit hohem Alkaloidanteil häufig sehr wirksame Heilpflanzen, die heutzutage der Rezeptpflicht unterliegen wie Morphin und Atropin.

Anthraglykoside werden im Dickdarm enzymatisch gespalten und wirken dort über Anregung der Peristaltik und der Schleimsekretion abführend.

Bitterstoffe leiten sich chemisch betrachtet von den Terpenen ab. Sie steigern die Sekretion von

Speichel, Galle und Magensaft und erhöhen dessen Säuregrad. Dadurch regen sie den Appetit und die Verdauung an, verbessern die Eiweißverdauung und verhindern Fäulnis- und Gärungsprozesse.

Cumarin ist vor allem als Duftstoff des Waldmeisters gut bekannt. Zu reichlicher Genuss führt zu Kopfschmerzen und Benommenheit. Da die Substanz die Blutgerinnung hemmt, werden aus ihr entwickelte synthetische Derivate zur Behandlung von Thrombosen eingesetzt.

Fette Öle finden sich verwiegend in den Samen und Früchten der Pflanzen. Sie bestehen aus den Estern von Glycerin mit ungesättigten und gesättigten Fettsäuren. Sie enthalten essentielle Fettsäuren und als Begleitstoffe fettlösliche Vitamine, die mit der Nahrung aufgenommen werden müssen, da sie vom menschlichen Körper nicht selbst gebildet werden können

Flavonoide (lat. Flavus = gelb) erhielten ihren Namen nach Pflanzenwirkstoffen, die man früher zum Gelbfärben der Wolle verwendete. Später bezeichnete man so alle Stoffe mit verwandter chemischer Struktur. Obwohl sie mittlerweile in sehr vielen Pflanzen nachgewiesen wurden, findet man sie selten als Hauptwirkstoff.

Gerbstoffe sind kompliziert aufgebaute organische Verbindungen, die tierische Haut in Leder umwandeln können, indem sie mit deren Eiweißkörpern unlösliche Komplexe bilden. In niedriger Konzentration auf die menschliche Haut oder auf Wunden aufgetragen, bewirken sie durch ihre zusammenziehende Wirkung die Bildung einer schützenden Membran.

Herzwirksame Glykoside hat man als erstes im roten Fingerhut entdeckt. Mittlerweile kennt man über einhundert verschiedene Verbindungen. Sie normalisieren in bereits winzigen Dosen die Kontraktionskraft des Herzmuskels. Wirksame und tödliche Dosis liegen so dicht nebeneinander, dass man heute nur noch standardisierte Präparate verwendet.

Saponine haben ihren Namen, weil sie mit Wasser wie Seife aufschäumen (Sapo = Seife). Chemisch haben diese Substanzen nichts mit Seife zu tun. Ihre medizinische Wirkung beruht auf einer Reizung der Magenschleimhaut und einer damit verbundenen reflektorischen Steigerung und Verflüssigung des Bronchialsekrets.

Schleime sind ein Gemisch von uneinheitlichen Polysacchariden, die in Verbindung mit Wasser stark quellen und zähflüssige Lösungen bilden. Sie halten das Wasser im Darm und wirken dadurch abführend. Ferner mindern sie die Sekretion entzündeter Schleimhäute und binden bakterielle Zerfallsprodukte.

Stärken. Pflanzen wandeln in ihren Zellen Zucker in Stärke um und speichern sie dort. Die bekannteste Stärkesorte ist wohl die der Kartoffel. Stärken sind leicht verdaulich und wirken reizlindernd im Magen-Darm-Trakt, weshalb sie oft in Diätmitteln enthalten sind.

Vom ökologischen Anbau bis ins Reformhaus

Durch die Globalisierung des Handels sind die Bauern überall auf der Welt gezwungen, möglichst schnell, billig und viel zu produzieren, was nur durch Einsatz von Pestiziden und Mineraldünger gelingen kann. Unbarmherzig werden die Böden durch Monokulturen ausgelaugt. Auf Monokulturen angebaute Pflanzen verfügen über weniger Nährstoffe, sind zudem chemisch mit Pestiziden belastet und nicht selten zur besseren Konservierung bestrahlt.

Aufgrund dieser Tatsachen wurden von den meisten Anbietern naturbelassener Produkte Qualitätsrichtlinien erarbeitet, die sich an den Anforderungen einer gesunden und schadstofffreien Ernährung orientieren.

Die neuform-Reformhäuser richten sich in ihrem Gesamtsortiment an Qualitätsrichtlinien und Regeln, die über die europäischen Richtlinien für ökologischen Anbau noch hinausgehen. Rohstoffe aus ökologischem Landbau, bei dem die Bauern faires Geld für ihre Produkte bekommen, werden bevorzugt.

Die in den Reformhäusern erhältlichen Gewürze und Kräuter sind nicht begast, nicht radioaktiv bestrahlt, stammen aus gesunden Beständen und sind praktisch rückstandsfrei. Die Weiterverarbeitung erfolgt schonend, möglichst in Handarbeit, um die Erhaltung der Rohstoffqualität zu sichern. Traditionelle Be- und Verarbeitungsmethoden werden bevorzugt.

Regelmäßig untersuchen unabhängige Institutionen die Naturprodukte auf ihren Wirkstoffgehalt, auf Verunreinigungen und auf Pilzbefall. Die ökologischen Waren sind frei von chemischen Konservierungs-, Aroma- und Farbstoffen. Kräuter, die unter optimalen Bedingungen angebaut, geerntet, getrocknet, weiterverarbeitet und verpackt werden, wie zum Beispiel die Gewürze aus der Brecht-Gewürzmühle, brauchen keine Konservierungsstoffe. Die Verarbeitung der meisten Pflanzen erfolgt unter Kühlung, damit sich die ätherischen Öle nicht verflüchtigen. Die Wirksamkeit und das intensive Aroma der Würz- und Heilkräuter bleiben erhalten.

Tipps für Umgang und Anwendung

Die Anwendung von Heilgewürzen in der Küche und bei der Herstellung von Hausmitteln ist nicht schwierig, wenn man einige grundlegende Regeln beachtet.

Tipps für Kauf und Lagerung der Heilgewürze:

- frische Kräuter möglichst sofort verwenden
- größere Mengen portionsweise einfrieren
- beim Einkauf getrockneter Kräuter auf das Haltbarkeitsdatum achten
- nur kleine Portionen zuhause lagern, lieber öfter mal nachkaufen

- nicht länger als zwei bis drei Jahre aufbewahren; ältere Gewürze, die schon etwas an Aroma verloren haben, höher dosieren
- in dunklen, lichtundurchlässigen Gefäßen lagern, möglichst nicht am warmen Herd.

Tipps für das Würzen:

- vorsichtig dosieren - Nachwürzen ist einfacher als Übertreibungen auszugleichen
- trockene Kräuter haben etwa doppelt so viel Würzkraft wie frische, weshalb man frische Würzkräuter großzügiger als getrocknete dosieren kann
- frische Kräuter vor dem Gebrauch zerreiben, dann entfalten sie ihr ganzes Aroma
- je feiner man ein Gewürz zerkleinert, um so intensiver ist seine Würzkraft.
- Frischgewürze erst kurz vor Ende der Garzeit zugeben, sie verlieren durch zu langes Kochen viel an Aroma
- der Geschmack trotz Würzens fader Gerichte lässt sich durch Säure in Form von Sauerrahm oder Wein intensivieren.

Tipps für die Herstellung und Anwendung eigener Hausmittel:

- an die Dosierungsangaben halten
- Tee nicht über die angegebene Zeit ziehen lassen, da sich sonst auch unerwünschte Wirkstoffe aus der Pflanze lösen
- Abkochungen mit Wasser, z.B. Gurgelwasser, halten sich im Kühlschrank vier Tage
- Sirup kann man ca. vier Wochen im Kühlschrank aufbewahren
- die in den Rezepten angegebenen Mengen beziehen sich auf das getrocknete Kraut - bei der Verarbeitung frischer Kräuter die Menge um die Hälfte erhöhen.

Ausgewählte Kräuterschätze

Dieses Büchlein widmet sich den bisher wenig gehobenen Schätzen aus dem Klostergarten, den selteneren Würzkräutern, die quasi als „Nebenwirkung“ heilende oder die Gesundheit und Fitness fördernde Effekte haben. Wir haben jedoch bei der Auswahl darauf geachtet, dass keine Sammlung exotischer Spezialitäten entsteht, die man nirgendwo bekommen kann. Alle beschriebenen Würzkräuter findet man in jedem wohlsortierten Reformhaus oder Bioladen – und zwar überwiegend in Bioqualität, einzeln oder in speziellen Mischungen, z.B. unter der Bezeichnung „Klosterküche“. Diese können Sie auch zur Teezubereitung verwenden, wenn Sie die selteneren Heilkräuter einzeln nicht bekommen können. Diesen ersten Band widmen wir vorwiegend den Heilkräutern, in einem weiteren Büchlein werden wir näher auf die Heilgewürze eingehen.

Abkürzungen:
TL = Teelöffel
EL = Esslöffel
MS = Messerspitze

Basilikum
(Ocimum basilicum)

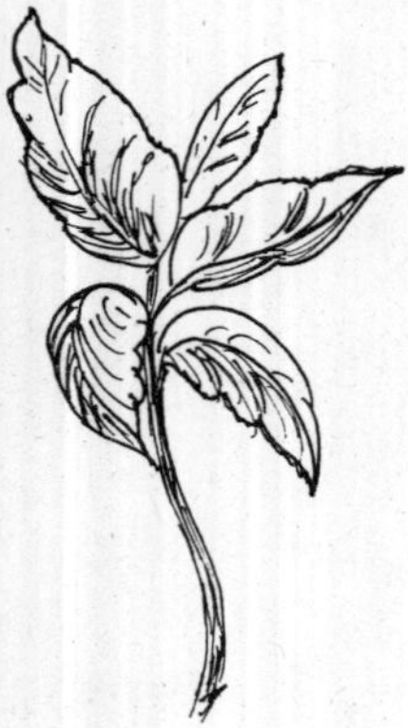

Im alten Indien als heilig verehrt, breitete sich die Kulturpflanze bereits in vorchristlicher Zeit im ganzen orientalischen Raum aus. Alexander der Große lernte das „Königskraut" auf seinen ägyptischen Feldzügen schätzen und brachte es mit nach Europa. In den mittelalterlichen Klostergärten wurde Basilikum als beliebtes Gewürz- und Heilkraut angepflanzt.

Inhaltsstoffe

Vor allem die ätherischen Öle Estragol, Linalool und Eugenol geben dem Heilgewürz neben Gerbstoffen und Flavonoiden seinen unverwechselbaren würzigen Duft und Geschmack. Außerdem enthält das Kraut Eisen, Kalium, Calcium, Magnesium und Carotinoide.

Wirkungsweise

Die ätherischen Öle der Pflanze wirken nachweislich stark antibiotisch und entkrampfend, insbesondere auf Darmwände und Gebärmutter.

Der hohe Eisenanteil von mehr als 7 Milligramm auf 100 g Kraut macht Basilikum zu einem der wichtigsten Eisenlieferanten im Kräuterreich. Aufgrund des Calciumanteils sollte Basilikum vor allem von Kindern in Wachstumsphasen und von Osteoporosekranken gegessen werden. Das Magnesium beugt Muskelkrämpfen und Allergien vor. Die in der Pflanze enthaltenen Carotinoide helfen bei der Krebsvorbeugung und bilden die Vorstufe zur Synthese des lebenswichtigen Vitamins A.

Anwendungsweise / Tipps

Basilikum hilft bei Blähungen, Magen-Darmkrämpfen, Reizdarm, Durchfall, schlechter Verdauung, Darminfektionen, Darmkoliken und Menstruationsbeschwerden. Es dient der Vorbeugung und Behandlung von Blutarmut, Osteoporose, Wadenkrämpfen und Heuschnupfen. Außerdem unterstützt es die Milchbildung bei stillenden Müttern, wirkt harntreibend und fiebersenkend.

Basilikum-Tee

1-2 TL Basilikumkraut mit einem Glas kochendem Wasser übergießen, 10 Minuten ziehen lassen, abseihen und ungesüßt schluckweise genießen.

Basilikum-Teekur bei chronischen Blähungen

Nach den Mahlzeiten zwei mal täglich eine Tasse Basilikumtee wie oben beschrieben zubereiten und schluckweise nach dem Essen trinken. Nach einer Woche Teekur zwei Wochen lang Pause machen, danach nochmals eine Woche lang kuren.

Basilikum-Wein bei Appetitlosigkeit

Zutaten: 1 Handvoll frische Basilikumblätter, 1 Liter Rotwein, 3 EL Honig
Anwendung: Die Basilikumblätter zusammen mit dem Honig im Rotwein ansetzen und 14 Tage lang verschlossen an einem kühlen Ort ziehen lassen. Vor den Mahlzeiten jeweils ein Likörgläschen genießen. Gut verschlossen, hält sich der Gewürzwein etwa so lange wie ein normaler Wein.

Basilikum-Thymian-Wein bei fiebriger Erkältungskrankheit

Zutaten: 1 Bund frisches Basilikum, 1 EL Thymianblätter, 1 Liter Wein, 3 EL Honig
Anwendung: Die Basilikumblätter zusammen mit dem Thymian und dem Honig im Weißwein ca. 20 Minuten auf niedriger Flamme köcheln lassen, danach abseihen und in eine dunkle Flasche füllen. Bei fiebriger Erkältung dreimal täglich ein Likörgläschen zu sich nehmen.

Basilikum-Tinktur bei Magenkrämpfen

Zutaten: 30 g Basilikumblätter, 500 ml Alkohol (30-40 %)
Anwendung: Die Basilikumblätter mit dem Alkohol ansetzen und 14 Tage lang verschlossen an einem kühlen Ort ziehen lassen, abseihen. Bei Bedarf ein Likörgläschen trinken.

Basilikum in der Küche

Mit seinem etwas scharfen, kühlen, süß-säuerlichen Geschmack passt Basilikum hervorragend zu Fisch, Geflügel, Quark, Joghurt, Gemüse und Rohkost. Die frischen Blättchen sollte man erst kurz vor der Verwendung von den Stielen zupfen. Für die Zubereitung heißer Gerichte empfiehlt sich der getrocknete italienische Basilikum aus dem Brecht-Gewürz-Regal im Reformhaus, da dieser im idealen südländischen Klima ein ganz besonderes Aroma entwickelt. Durch den hohen Anteil an ätherischen Ölen eignet sich dieser Basilikum auch hervorragend zur Zubereitung der Basilikumweine.

Würztipps

- mit frischen Tomaten und Mozzarella als erfrischender Sommersalat
- zum Verfeinern von Kräutersaucen
- als Würze von Zucchini-, Auberginen- und Gurkengerichten
- zu Eier- und Nudelgerichten
- zum Überstreuen von Pizza und Pizzabrot.

Beifuß
(Artemisia vulgaris)

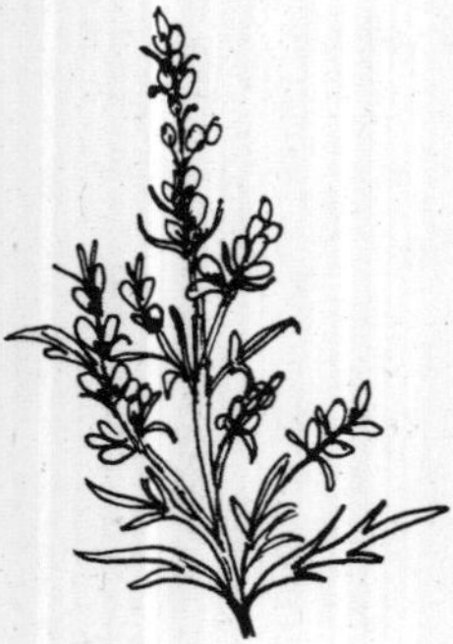

Der Beifuß findet nahezu auf der ganzen Nordhalbkugel Verbreitung, bevorzugt dort, wo der Boden reichlich Stickstoff enthält, z.B. rund um den Komposthaufen. Bereits die Antike schätzte das Kraut als großartige Heilpflanze. Die Germanen verwendeten Beifuß zudem als Zaubermittel und als Gewürz.

Inhaltsstoffe

Die Pflanze zählt zu den aromatischen Bittermitteln. Sie enthält ein ätherisches Öl mit Monoterpenen, insbesondere mit dem Hauptbestandteil Cineol, der sich in hohem Anteil in den feinen Drüsenhaaren an den Blüten befindet. Ferner sind enthalten Thujon, Pinene, Bitterstoffe und Fluor.

Wirkungsweise

Das Kraut regt den Appetit sowie die Sekretion von Speichel, Magensaft und Gallenflüssigkeit an und macht dadurch fette Speisen besser verdaulich. Sein ätherisches Öl wirkt leicht antibiotisch. Das in hoher Konzentration enthaltene Fluor macht die Pflanze zu einem wichtigen Lieferanten dieses für den Aufbau des Zahnschmelzes benötigten Minerals. Darüber hinaus hat die Droge aufgrund ihres Thujongehalts eine allgemein beruhigende Wirkung auf das zentrale Nervensystem.

Anwendungsweise/Tipps

Als Mittel, das die Sekretion der Verdauungssäfte fördert, wird Beifuß seit Alters her bei verdorbenem Magen empfohlen. Die Pflanze wirkt Gärung und Fäulnis entgegen und wird deshalb gegen üblen Mundgeruch und riechende Durchfälle eingesetzt. Beifuß stärkt die Abwehrkräfte und wirkt äußerlich angewendet sowohl gegen Muskelkater, Nervenschmerzen und müde Füße, als auch bei Ekzemen, Geschwüren, Fußpilz und Grasmilbenbefall. Schwangere sollten aufgrund seiner abortiven Wirkung von einem Gebrauch absehen. Als Sträußchen in den Kleiderschrank gehängt, vertreibt das Kraut die Motten.

Beifuß-Tee bei Verdauungsstörungen

1 TL frisches oder getrocknetes Kraut in einer Tasse mit kochendem Wasser übergießen, 10 Minuten zie-

hen lassen und ca. 15 Minuten vor jeder Mahlzeit schluckweise trinken.

Beifuß-Mus bei Magenverstimmung

Zutaten: 1 Doppelhand voll frische Beifußblätter, Butter, Salz, 1 Hauch Muskat, etwas süße Sahne.
Anwendung: Frische Beifußblätter in Butter dünsten und anschließend pürieren, mit Salz, Muskat und Rahm abschmecken. Möglichst einmal am Tag warm zur Hauptmahlzeit essen.

Beifuß-Öl gegen Ekzeme und Fußpilz

Zutaten: 1 Handvoll getrocknetes Beifußkraut, 100 ml Olivenöl kaltgepresst
Anwendung: Das Kraut mit dem Olivenöl in ein Schraubglas füllen, 14 Tage an einem warmen Ort ziehen lassen, ab und zu schütteln, dann durch ein feines Tuch pressen und in einem dunklen Glasfläschchen aufbewahren.

Beifuß-Tinktur gegen Magenverstimmung und Muskelkater

Zutaten: 50 g getrocknetes Beifußkraut, 1 Flasche 40 % Kornbranntwein
Anwendung: Das Kraut zusammen mit dem Branntwein in ein Schraubglas füllen. Das Ganze 14 Tage lang an einem warmen Ort ziehen lassen, dann durch ein Tuch abseihen und in eine dunkle Flasche füllen.
Innerlich: Bei Magenverstimmung dreimal täglich 10 bis 15 Tropfen vor den Mahlzeiten einnehmen.

Äußerlich: Diese Tinktur ist ein gutes Einreibemittel bei Nervenschmerzen, Muskelkater und müden Füßen.

Beifuß-Kissen gegen Motten

Beifuß vertreibt die Motten, weshalb man ihn früher schon in die Schränke gelegt hat. Man kann den Beifuß einzeln verwenden oder zusammen mit anderen wohlduftenden und Ungeziefer vertreibenden Kräutern in ein kleines Baumwollkissen füllen.

Beifuß in der Küche

Früher durfte Beifuß in keinem fetten Gericht fehlen. Noch heute kennt man es vorwiegend als Würzung für den Gänsebraten, da es den Körper bei der Verdauung fettreicher Speisen unterstützt. Aufgrund seines starken aromatischen Duftes und Geschmacks sollte man das Kraut sparsam dosieren. Sein ganzes Aroma entfaltet es erst bei Hitze, deshalb immer mitgaren.

Würztipps

- zu allen fetten Braten wie Gans, Ente, Lamm und Schwein
- lecker auch in kräftigen Kohl- und Fleischeintöpfen
- als Würze zu Aal und anderen fettreichen Fischsorten
- passt gut zu Kartoffel-, Zwiebel- und Bohnensuppe.

Bockshornklee
(Trigonella foenum-graecum)

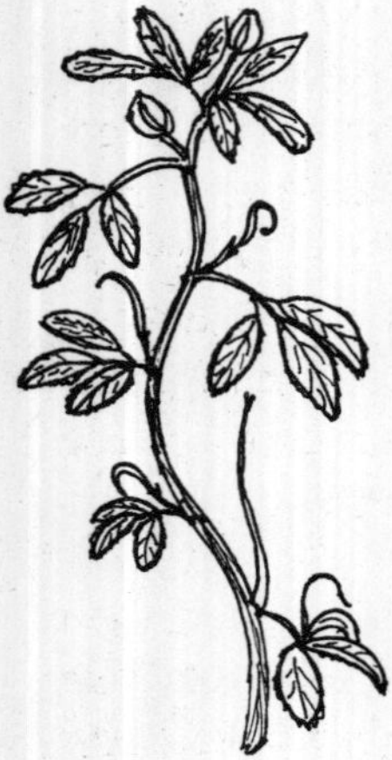

Diese ursprünglich aus Mesopotamien stammende Pflanze wird seit Urzeiten im ganzen Mittelmeerraum, in Nordafrika und China angebaut. Schon die alten Ägypter verwendeten eine aus den Samen hergestellte Paste zur Einbalsamierung ihrer Toten. Im frühen Mittelalter erfreute sich der Bockshornklee in ganz Europa großer Beliebtheit und war bald in nahezu jedem Klostergarten als Gewürz- und Heilpflanze zu finden.

Inhaltsstoffe

Vorwiegend die Samen der Pflanze enthalten den hochwirksamen Galactomannanschleim sowie Trigonellin. Beide Substanzen zählen zu den sogenannten Emmolentien, das sind Substanzen, die die Haut erweichen können. Des weiteren finden sich in den Samen ernährungsphysiologisch hochwertige Proteine, außerdem Cholin und einige Steroidsaponine.

Wirkungsweise

Bockshornklee weicht die Hautoberfläche auf und bringt so Furunkel und Karbunkel zum Abheilen. Die Steroidsaponine unterstützen durch ihre entzündungshemmende Wirkung diesen Prozess. Hochwertige Eiweiße stärken den menschlichen Körper nach langen Krankheiten. Das Cholin wirkt unterstützend auf den Nervenstoffwechsel. Durch seinen hohen Gehalt an Schleimen beruhigt Bockshornklee entzündete Schleimhäute.

Anwendungsweise / Tipps

Die gerösteten Samen werden seit Alters her für medizinische Zwecke eingesetzt. Innerlich angewendet stärken sie die körpereigenen Abwehrkräfte und steigern das Leistungsvermögen. Ihre entzündungshemmende und reizlindernde Wirkung machen sie zu einem Heilmittel bei Rachenentzündungen und Heiserkeit. Auch für die Behandlung rheumatischer Erkrankungen, Venenleiden und Krampfadern werden sie empfohlen. Äußerlich angewendet hilft Bockshornkleesamen bei Hornhaut, Hühneraugen, Sonnenbrand, Hautausschlägen, Furunkeln und Karbunkeln.

Bockshornklee-Tee bei Atemwegserkrankungen

3 TL frisch geröstete Bockshornkleesamen zerstoßen, mit 150 ml Wasser in einen Topf geben, kurz aufkochen, absieben und schluckweise trinken.

Bockshornklee-Brei bei Schwielen und Geschwüren

Zutaten: 100 g frisch geröstete Bockshornkleesamen, 100 ml Wasser
Anwendung: Bockshornkleesamen zermahlen und mit dem Wasser unter Rühren kochen, bis ein zähflüssiger Brei entstanden ist. Den etwas abgekühlten Brei auf ein Tuch streichen und auf die kranke Stelle legen.

Bockshornklee-Paste bei Ausschlägen

Zutaten: 2 EL frisch geröstete Bockshornkleesamen, 20 ml Olivenöl kaltgepresst
Anwendung: Die Samen zerstoßen und mit dem Öl zu einer Paste verrühren. Diese sofort frisch auf die betroffenen Hautstellen auftragen und 20-30 Minuten einwirken lassen. Danach mit warmem Wasser gründlich abspülen. Die Behandlung einmal täglich wiederholen, bis Besserung eintritt.

Bockshornklee-Buttermilch gegen Sonnenbrand

Zutaten: 100 ml Buttermilch, 1 EL frisch geröstete Bockshornkleesamen

Anwendung: Die gerösteten Bockshornkleesamen zerstoßen und mit der kalten Buttermilch verrühren. Vorsichtig auf die verbrannten Hautstellen auftragen. 20 Minuten einwirken lassen und dann mit kühlem Wasser abspülen.

Bockshornklee zur Stärkung

Bockshornklee wirkt aufgrund seiner scharfen wärmenden Eigenschaften von innen heraus kräftigend auf den menschlichen Körper. Er gibt ihm die Energie zurück, die er durch lange Krankheit oder während stressiger Zeiten verliert. Auch auf das Gemüt wirkt er anregend und hilft aus phlegmatischen, willensschwachen Stimmungen heraus.

Bockshornkleesamen in der Küche

Da die Samen des Bockshornklees im Rohzustand nicht schmecken, müssen sie vor dem Gebrauch in der Pfanne geröstet werden. Anschließend zerstößt man die Samen sofort im Mörser. Mit seinem stark aromatischen, etwas an Sellerie erinnernden Aroma ist Bockshornklee häufiger Bestandteil von Currymischungen. Sehr zu empfehlen sind die frischen Keimlinge als Salat, die man sich selbst im Blumentopf aus den Samen ziehen kann.

Würztipps

- zu allen indischen und ostasiatischen Gerichten
- frisch geröstet in den Joghurt oder über den Salat gestreut
- als Würzung ins selbst gebackene Brot.

Bohnenkraut (Satureja hortensis)

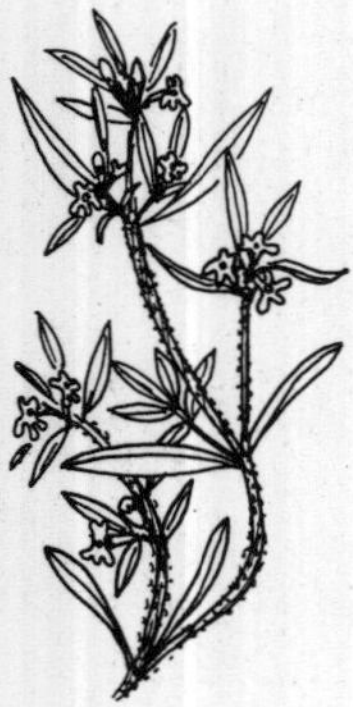

Das Bohnenkraut stammt ursprünglich aus dem östlichen Mittelmeergebiet. Bereits die Römer kannten und schätzten es als Gewürz- und Heilpflanze und brachten es mit über die Alpen. Im Mittelalter war die Pflanze sehr beliebt und in jedem Klostergarten zu finden. Beide Bohnenkrautarten werden verwendet, sowohl das einjährige, aromatische Sommerbohnenkraut als auch das ausdauernde, halbstrauchartige Winterbohnenkraut.

Inhaltsstoffe

Das Kraut hat einen hohen Anteil an ätherischen Ölen, allen voran Carvacrol, Thymol und Cymol. Weiter finden sich in der Pflanze Gerbstoffe, einige Bitterstoffe und Schleime.

Wirkungsweise

Die ätherischen Öle verfügen über antibakterielle, krampflösende, blähungsvertreibende, entzündungshemmende und auswurffördernde Wirkung. Die in der Droge enthaltenen Gerbstoffe schützen die Darmwände vor einem Befall mit Parasiten.

Anwendungsweise / Tipps

Bei Magen- und Darmbeschwerden wie Übelkeit, Völlegefühl, Appetitlosigkeit, Durchfall oder Reizdarm wirkt das Bohnenkraut Wunder. Schon die alten Römer hatten es aus diesem Grund immer auf ihren Feldzügen dabei. Besonders seine entblähende Wirkung ist seit Alters her sehr geschätzt. Der Tee hilft außerdem bei Husten und Verschleimung und wird von Diabetikern gerne getrunken, da er wunderbar den Durst löscht. Die Ganzkörper-Bäder mit Bohnenkraut lindern Keuchhusten bei Kindern und Asthma. Auch bei unterstützenden Behandlungen von Nervenleiden leistet das Kraut gute Dienste.

Bohnenkraut-Tee

1 TL Bohnenkraut mit 1 Glas kochendem Wasser übergießen, 10 Minuten ziehen lassen und genießen. Nach Geschmack mit Honig oder Agavendicksaft süßen. Zur Behandlung von Husten und Verschleimung drei- bis viermal täglich eine Tasse trinken.

Bohnenkraut-Bäder gegen Keuchhusten und Asthma

Zutaten: 100 g getrocknetes Bohnenkraut, 1 l Wasser
Anwendung: Das getrocknete Bohnenkraut mit dem kochenden Wasser übergießen und 20 Minuten ziehen lassen. Abseihen und dem Badewasser zugeben. Etwa

15-20 Minuten darin baden. Benetzen Sie vorher probeweise eine kleine Hautstelle mit dem Badewasser und warten Sie einige Minuten ab, ob sich die entsprechende Hautstelle rötet. Baden Sie nicht, wenn das der Fall sein sollte, da es in Einzelfällen bei einer Anwendung von Bohnenkraut zu Hautreizungen kommen kann.

Bohnenkraut-Tee bei Durchfall

Zutaten: 3 TL Bohnenkraut, 250 ml Wasser, 1 Prise Salz, 1 TL Honig
Anwendung: Das Bohnenkraut mit dem kochenden Wasser übergießen, 10 Minuten ziehen lassen, anschließend abseihen und Salz sowie Honig unterrühren. Möglichst heiß dreimal täglich eine Tasse trinken. Das Bohnenkraut wirkt entkrampfend und reizlindernd auf die Darmwände, Salz und Honig geben dem Körper wichtige Nährstoffe, die er durch die Durchfallerkrankung verliert.

Bohnenkraut löst Verkrampfungen

Bohnenkraut wirkt wärmend auf den Organismus und spendet sowohl dem Körper als auch dem Geist Energie. Auf der körperlichen Ebene löst es Verspannungen und Verkrampfungen, im seelischen Bereich gibt es Lebenskraft und befreit von psychischen Anspannungen. Negative Gedanken und Gefühle, schlechte Laune und Antriebslosigkeit lassen nach und weichen einem gestärkten Selbstbewusstsein.

Bohnenkraut in der Küche

Das im Mittelalter als „Wurstkraut“ oder „Arme-Leute-Gewürz“ bezeichnete Bohnenkraut blickt auf eine lange Küchentradition zurück. Aufgrund seines scharfen pfeffrigen und aromatischen Geschmacks wird es gerne als Pfefferersatz verwendet. Wie der Name schon verrät, passt es besonders in Bohnengerichte, die es durch seine entblähende Wirkung zudem bekömmlicher macht. Aus dem selben Grund würzt man die deftige Hausmannskost mit Bohnenkraut. Das getrocknete Kraut verfügt über mehr Würzkraft als das frische, weshalb man sparsam dosieren sollte. Erst beim Kochen entfaltet es sein ganzes Aroma.

Würztipps

- zum Würzen von Gerichten mit Hülsenfrüchten
- in deftigen Suppen und Eintöpfen
- sparsam über frische Salate und in Gemüsegerichten
- zu Kartoffel- und Fleischsalat
- zum Einlegen von Gurken und anderem Essiggemüse
- als Gewürz bei Lamm, Kaninchen, Ragouts, Schwein und Wurstwaren.

Aus Bohnenkraut, Majoran, Liebstöckel und Beifuß können Sie sich selbst eine salzsparende Gewürzmischung herstellen. Die Zutaten finden Sie einzeln im Gewürzregal der Reformhäuser.

Boldoblätter (Peumus boldo)

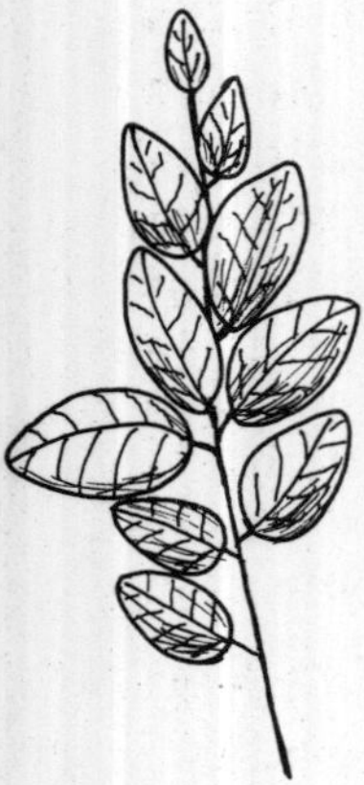

Dieses ursprünglich in den Andenregionen Chiles und Perus sowie in Marokko beheimatete Heilgewürz ist ein Geheimtipp und unter den Heilkräutern in Europa noch recht unbekannt. Verwendet werden die getrockneten Blätter des immergrünen Strauches. Er war schon bei den Inkas und Azteken eine der bedeutendsten Heilpflanzen. Erst vor ca. 200 Jahren entdeckte ein chilenischer Schafhirte seine heilsame Wirkung wieder. Er beobachtete, dass seine Schafe nach dem Verzehr der Boldoblätter sehr viel gesünder waren.

Inhaltsstoffe

Neben Boldin enthalten die Blätter noch andere Aporphinalkaloide, des weiteren ein ätherisches Öl mit p-Cymol, Cineol, Ascaridol und anderen Terpenen, die dafür bekannt sind, dass sie die Leber stärken und zu hohe Cholesterinwerte senken können.

Wirkungsweise

Boldoblätter wirken stark entkrampfend auf die Gallenblase, regen den Gallenfluss an und aktivieren die Leberfunktion. Sie unterstützen den gesamten Stoffwechsel des Körpers und helfen ihm bei der Entschlackung, weshalb sich Boldo in vielen Schlankheitsmitteln befindet. Zudem stimuliert er die Nierentätigkeit und entfaltet in den ableitenden Harnwegen eine keimtötende und reizmildernde Wirkung. Bei Überdosierungen oder Dauerhafter Anwendung kann es zu Halluzinationen kommen, da das Glykosid schwach psychoaktiv wirkt.

Anwendungsweise / Tipps

Boldo eignet sich zur Behandlung von Gallensteinen, Gallen- und Harnblasenentzündungen.

Boldo in der Küche

Boldo hat einen sehr aromatischen, leicht bitterscharfen Geschmack. Zwischen den Fingern zerrieben entfaltet er einen sehr würzigen und an Zitrone, Kampfer oder Rosmarin erinnernden Duft.

Würztipps

- als Würze von Kartoffel- und Pilzgerichten
- zu Eintöpfen und zum Einmachen von Kürbissen, Gurken und anderem Gemüse.

Boldo ist Bestandteil der leckeren Klosterküche-Gewürzmischung für Rohkost von Brecht.

Bruchkraut (Herniaria)

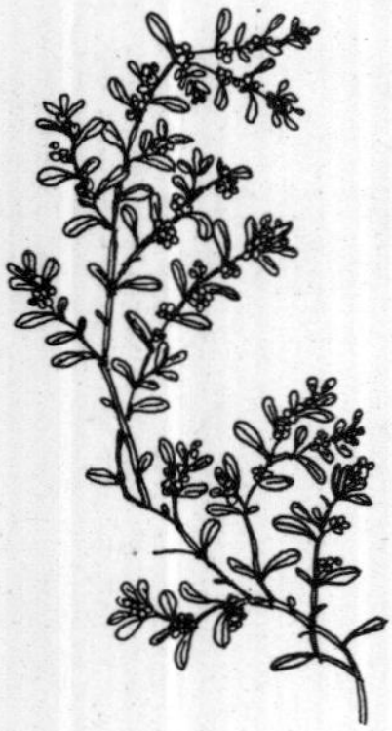

Von dieser zu den Nelkengewächsen zählenden Pflanze gibt es zwei Vertreter, die sich lediglich in der Behaarung der Stengel unterscheiden: das kahle und das behaarte Bruchkraut. Beide Arten findet man in Nordamerika, Mittel- und Südeuropa bis nach Asien hin. Wie schon der Name sagt, wurde das Kraut früher zur Behandlung von Bruchleiden eingesetzt. Man findet es vorwiegend auf kalkarmem, sandigem Boden.

Inhaltsstoffe

Hauptinhaltsstoffe der Droge sind die Cumarinderivate Umbelliferon und Herniarin. Desweiteren finden sich Saponine, Flavonoide, Gerbstoffe und ein geringer Anteil an ätherischen Ölen in der Pflanze.

Wirkungsweise

Aufgrund seines Gehalts an Cumarinen und Flavonoiden hat das Bruchkraut vor allem eine desinfizierende und krampflösende Wirkung auf Nieren und Blase. Auch wirkt es leicht harntreibend und blutreinigend. Die im Bruchkraut enthaltenen Saponine sollen die Bildung von Steinen aus dem feinen Harngrieß verhindern. Äußerlich kann das Kraut zur Desinfektion von Wunden eingesetzt werden.

Anwendungsweise / Tipps

Bruchkraut wird vor allem zur Behandlung von Nieren- und Blasenerkrankungen eingesetzt und zwar bei chronischer Blasenentzündung, Nierenkoliken und zur Vorbeugung von Steinleiden. Ferner kann es unterstützend bei Stauungserscheinungen infolge von Herz-, Nieren- und Gefäßerkrankungen verwendet werden. Es sollte jedoch keine akute Nierenentzündung vorliegen. Auch in der Küche immer sparsam dosieren!

Würztipps

- zum Würzen von Rohkost
- zum Verfeinern von Salatsoßen
- zu Fenchel- oder Kürbisgemüse.

Sehr zu empfehlen ist die Klosterküche-Gewürzmischung für Rohkost aus dem Brecht-Regal im Reformhaus, die Bruchkraut enthält und hervorragend zu allen Salaten und Rohkostgerichten passt. Lecker schmeckt sie auch in Salaten mit exotischen Früchten wie Mango oder Papaya.

Dill
(Anethum graveolens)

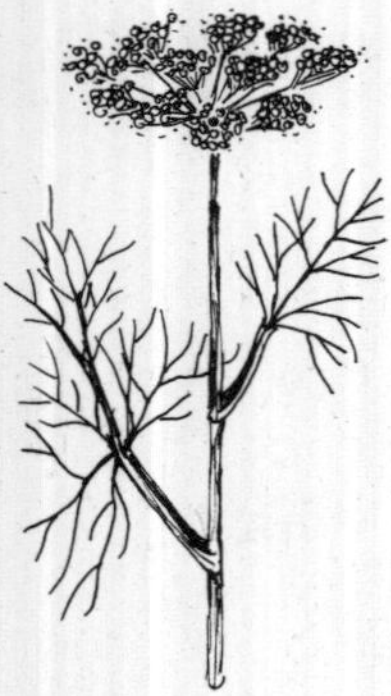

Diese wahrscheinlich aus Vorderasien stammende Pflanze war bereits vor 5000 Jahren als Gewürz- und Heilpflanze bekannt. Man fand die Samen schon in den Schweizer Pfahlbausiedlungen. Der Name „Dill“ stammt vom Altnorwegischen „dilla“, was „einlullen“ bedeutet und auf die beruhigende Wirkung der Blätter hinweist.

Inhaltsstoffe

Dill enthält ein Gemisch aus ätherischen Ölen, von denen vor allem das Carvon für die medizinischen Wirkungen verantwortlich ist. Das Kraut hat mit fast 7 Prozent den höchsten Mineralanteil unter den Würz- und Heilpflanzen. Erwähnenswert ist auch der Carotinoidgehalt.

Wirkungsweise

Die ätherischen Öle der Dillfrüchte wirken im Darm desinfizierend und fördern die Verdauung, indem sie die Produktion der Magensäfte anregen und die Muskulatur des Magen-Darm-Traktes entkrampfen. Der hohe Kalium- und

Calciumanteil wirkt harntreibend und unterstützt den Knochenaufbau. Die Carotinoide wirken hemmend auf Entzündungen, schützen vor Krebs und werden vom Körper zum Aufbau von Vitamin A benötigt.

Anwendungsweise / Tipps

Dillsamen helfen vor allem bei Verdauungsstörungen mit Völlegefühl, Aufstoßen und Blähungen. Aufgrund der krampflösenden und keimtötenden Wirkung setzt man sie auch gerne bei Magen-Darm-Infektionen, Durchfällen und Unterleibskrämpfen ein. Stillende Mütter unterstützen sie bei der Milchbildung. Das Dillkraut lindert Nierensteinleiden und beugt Osteoporose und Vitamin-A-Mangel vor. Das Kauen der Blätter hilft gegen Mundgeruch.

Dillspitzen-Tee bei Schlafstörungen

2 TL zerkleinerte Dillspitzen mit einer Tasse kochendem Wasser übergießen, 5 Minuten ziehen lassen. Eine Stunde vor dem Schlafengehen trinken.

Dillsamen-Tee gegen Blähungen

1 TL zerstoßene Dillfrüchte mit 1 Glas kochendem Wasser übergießen, 5-10 Minuten ziehen lassen. Dreimal täglich eine Tasse davon schluckweise warm trinken.

Dill-Aufguss gegen Unterleibskrämpfe

Zutaten: 3 TL Dillsamen, 300 ml Wasser, 3 TL Honig oder Agavendicksaft
Anwendung: Die zerstoßenen Dillsamen mit kochendem Wasser übergießen, dann etwa 10 Minuten zugedeckt ziehen lassen, abseihen und den Honig unterrühren. Über den Tag verteilt schluckweise trinken.

Dill-Sirup gegen Nervosität und Einschlafstörungen

Zutaten: je 5 g zerstoßene Dill- und Anissamen, Lavendelblüten, Melissenblätter und Kamilleblüten, 500 ml Wasser, 300 ml Honig
Anwendung: Die Kräuter ca. 20 Minuten im Wasser köcheln lassen, anschließend abseihen und mit dem Honig nochmals kurz aufkochen. Zwei Stunden vor dem Schlafengehen einen Esslöffel zu sich nehmen oder einen beliebigen Tee ohne anregende Wirkung damit süßen.

Dillspitzen-Mischung gegen Mundgeruch

Einige Dillspitzen, Fenchel- und Anisfrüchte mischen und ein wenig davon über längere Zeit gut kauen.

Dill zur Vorsorge und zur langfristigen Immunstärkung

Wer täglich die aromatischen Dillspitzen in seinen Speisen verzehrt, stärkt langfristig sein Immunsystem. Dill fängt durch seinen sehr hohen Anteil an

Carotinoiden die freien Radikalen aus dem Blut, die für die Entstehung von Krebs und Arteriosklerose verantwortlich gemacht werden.

Dill in der Küche

Die als Gewürz bevorzugten zarten Spitzen des Dillkrauts erinnern mit ihrem süßlichen, sehr würzigen und etwas scharfen Geschmack an Fenchel. Frisch oder getrocknet sind sie vor allem in Nordeuropa als Fischgewürz sehr beliebt. Die Dillspitzen nicht mitkochen, da sie durch starke Hitze sehr an Geschmack verlieren! Unreife ganze Samenstände eignen sich hervorragend zum Einlegen von saurem Gemüse.

Würztipps

- die Spitzen zum Würzen von hellen Saucen, Remoulade und Mayonnaise
- zu Fisch, Aal, Krabben, Krebs und Matjes
- zum Verfeinern von Fischsuppen
- zum Würzen von Gurken, Zucchini und Bohnen
- die Samen zum Bestreuen von Brot
- als Würze für Schmorkohl und Eintöpfe
- zu Kartoffel-, Tomaten-, Kopfsalat und Rohkost.

Dill harmoniert als Gewürz gut mit Zwiebeln, Petersilie, Knoblauch oder Senfkörnern.

Hochwertige, schonend getrocknete Dillspitzen aus ökologischem Landbau finden Sie im Brecht-Gewürzregal im Reformhaus.

Estragon
(Artemisia dracunculus)

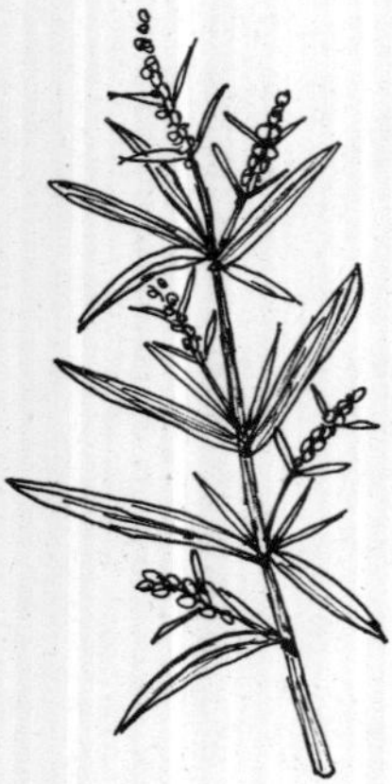

Diese Heil- und Gewürzpflanze stammt ursprünglich aus Mittelasien. Kreuzritter brachten das Kraut aus den arabischen Ländern mit. Bald war es in jedem Klostergarten vertreten. Besonders die Franzosen fanden Gefallen an dem wärmeliebenden Gewächs. Sie machten die appetitanregende und magenfreundliche Pflanze zum Bestandteil ihrer „fines herbes", mit denen sie heute noch Suppen und Soßen würzen.

Inhaltsstoffe

Estragon enthält viele ätherische Öle wie Estragol, Ocimen, p-Methoxyzimtaldehyd, Linalylacetat und Terpene. Ferner finden sich in der Pflanze Cumarine, Flavonoide, Gerbstoffe, Bitterstoffe und eine Fülle von Mineralien wie Kalium, Calcium, Magnesium, Eisen und Fluor.

Wirkungsweise

Die ätherischen Öle des Estragons regen den Appetit an und wirken leicht harntreibend. Kalium unterstützt den Körper bei der reibungslosen Muskelfunktion und fördert die Ausscheidung von Urin. Calcium wird für den Knochenaufbau benötigt, Magnesium stärkt das Immunsystem und schützt das Herz vor Rhythmusstörungen. Der hohe Gehalt an Eisen beugt der Blutarmut vor, Fluor schützt vor Karies.

Anwendungsweise / Tipps

Das Kraut ist besonders für seine appetitanregende, magenberuhigende, verdauungsfördernde und entblähende Wirkung bekannt. Deshalb wird es gerne bei Appetitlosigkeit, Magenbeschwerden, Blähungen und Verstopfungen angewendet. Seine harntreibende Wirkung macht Estragon zu einem Heilmittel für Nierenträgheit, Harnsteinleiden und Rheumatismus. Er beugt der eisenmangelbedingten Blutarmut, Karies und der Osteoporose vor. Dem Estragon wird auch eine beruhigende Wirkung nachgesagt. Er hilft vor dem Schlafen als Tee getrunken bei Einschlafstörungen. Äußerlich angewendet lindert er Gelenkschmerzen bei Rheuma und Arthrose.

Estragon-Tee

1 TL Estragon mit 1 Glas kochendem Wasser übergießen, 5 Minuten ziehen lassen und schluckweise trinken. Nach Belieben mit Honig oder Agavendick-

saft süßen. Bei Magen-Darm-Beschwerden dreimal täglich ein Glas zu sich nehmen.

Estragon-Wein als Verdauungshilfe

Zutaten: 30 g Estragon, 1 Flasche guten Weißwein (0,7 Liter)
Anwendung: Estragon im Wein ca. 10 Minuten auf niedriger Flamme kochen lassen, abseihen, in eine dunkle Flasche füllen. Je ein Likörgläschen zu den Mahlzeiten zu sich nehmen.

Estragon-Essig gegen Gelenkschmerzen

Zutaten: 400 ml Wein- oder Apfelessig, 40 g Estragon
Anwendung: Die Zutaten in eine weithalsige Flasche geben und 14 Tage verschlossen an einem kühlen, dunklen Ort ziehen lassen. Abseihen und in eine dunkle Flasche füllen. Bei rheumatischen Gelenkschmerzen einen Umschlag damit machen.

Estragon-Zitronenmelissetrunk bei Magen-Darm-Grippe

Zutaten: 1 EL Estragon, 1 EL Zitronenmelisse, Saft einer kleinen Zitrone, 1 Liter kochendes Wasser
Anwendung: Die Zutaten mit dem kochenden Wasser übergießen, eventuell süßen und zugedeckt stehen lassen. Bei Bedarf davon trinken. Der Trunk beruhigt den Magen, regt den Appetit an und wirkt fiebersenkend.

Kräuterkissen mit Estragon für einen ruhigen Schlaf

Jeweils 50 g folgender Kräuter in einen kleinen Kissenbezug füllen: Estragon, Zitronenmelisse, Hopfen und Lavendel. Unter oder neben das Kopfkissen gelegt, beruhigt das Kissen die Nerven und hilft beim Einschlafen. Es empfiehlt sich, den Kisseninhalt jährlich zu wechseln.

Estragon stabilisiert

Estragon stärkt die Körpermitte und bestärkt uns in unserem Sein. Er beruhigt und lässt uns unsere Mitte spüren. Gerade in stürmischen Zeiten ist er von großem Nutzen, da er eine Stütze in unserer bestehenden seelischen und körperlichen Ausgeglichenheit geben kann. Estragon hilft, im Gleichgewicht und unserer Mitte zu bleiben.

Würztipps

- passt gut zu Spargel, Artischocken, Pilzen und Blumenkohl
- als Würze in Suppen und Salatdressing
- zum Verfeinern von Kräutersoßen
- in Aspikgerichten, Fleischbrühen und Fischragouts
- zum Einlegen von sauren Gurken, Zwiebeln und anderen Gemüsen
- sehr lecker zu Schwarzwurzel und Kartoffelpüree.

Galgant
(Alpinia officinarum)

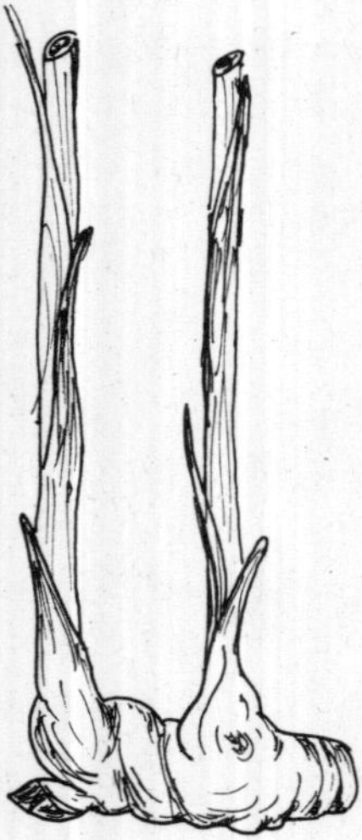

Der zu den Ingwergewächsen zählende Wurzelstock stammt ursprünglich aus Südchina, wo er noch heute in großen Mengen angebaut wird. Schon früh fand er seinen Weg in den Vorderen Orient und von dort im Hochmittelalter über arabische Gewürzhändler nach Europa, wo er sich rasch großer Beliebtheit erfreute. Auch Hildegard von Bingen kannte die Wurzel und setzte sie sowohl als Gewürz als auch als Heilmittel ein.

Inhaltsstoffe

Der Wurzelstock enthält ätherische Öle, Eugenol, Flavonoide und harzartige Scharfstoffe, früher auch Galangol genannt. Ferner findet man Kampfer, roten Farbstoff und viel Mangan.

Wirkungsweise

Aufgrund der ätherischen Öle wirkt Galgant krampflösend und verdauungsfördernd im Magen-Darm-Trakt. Seine scharfen Harze regen die

Produktion von Verdauungssäften im Magen und dadurch den Appetit an. Sowohl die ätherischen Öle als auch die Harze wirken stimulierend auf den ganzen Körper und gelten deshalb als Wachmacher und Stärkungsmittel. Die Flavonoide unterstützen das Immunsystem und hemmen Entzündungsprozesse.

Anwendungsweise / Tipps

Galgant hilft bei Verdauungsproblemen wie Übelkeit, Magenverstimmung, Appetitlosigkeit, Blähungen, Magen- und Darmkrämpfen sowie Aufstoßen. Durch seine allgemein stimulierende Wirkung eignet er sich zur Behandlung von körperlicher und geistiger Erschöpfung als auch Müdigkeit. Galgant hilft ähnlich wie der Ingwer gegen die Übelkeit bei der Reisekrankheit. Die Hildegard-Medizin setzt die Wurzel zur unterstützenden Behandlung von Kreislaufschwäche, Durchblutungsstörungen, Angina pectoris und Herzstechen ein.

Galgant-Tee gegen Magen-Darmkrämpfe

1 TL pulverisierten Galgant mit einem Glas kochendem Wasser übergießen, 15 Minuten zugedeckt ziehen lassen, dann abseihen. Ungesüßt in kleinen Schlucken trinken.

Galgant-Aufguss zum Muntermachen

Zutaten: 1 Glas heißer Rooibos-Tee, 1 TL Zitronensaft, 1 MS Galgantpulver, 1 MS Zimtpulver, 1 TL Honig
Anwendung: Die Zutaten in den heißen Rooibos-Tee geben und gut umrühren. Schluckweise trinken. Der Aufguss hilft gegen körperliche und geistige Erschöpfung.

Galgant-Tee als Aphrodisiakum

Zutaten: 2 TL gemahlene Galgantwurzel, 300 ml Wasser, Agavendicksaft
Anwendung: Den Galgant in eine Tee- oder Kaffeefiltertüte geben, mit kochendem Wasser überbrühen und 5 Minuten ziehen lassen. Nach Belieben mit Agavendicksaft süßen und über den Tag verteilt trinken.

Galgant-Pulver gegen Herzschmerzen, Durchblutungsstörungen und Kreislaufschwäche

Die getrocknete Wurzel im Mörser pulverisieren und täglich eine MS davon auf der Zunge zergehen lassen.

Galgant-Wein gegen Seitenstechen

Zutaten: 1/2 TL gemahlene Galgantwurzel, 250 ml Wein
Anwendung: Den Galgant in einer Filtertüte in den Wein geben und ca. 10 Minuten kochen lassen. Dann abseihen und warm schluckweise trinken. Dieser

Wein kann, über längere Zeit zweimal täglich getrunken auch chronische Rückenschmerzen lindern.

Galgant gegen Verdauungsträgheit

Wer unter Trägheit der Verdauung leidet, sollte es sich zur Angewohnheit machen, täglich etwas Galgant in seine Speisen zu geben.

Galgant in der Küche

Galgant duftet süßlich aromatisch und liegt mit seinem scharfen bis brennenden, leicht bitteren Geschmack etwa zwischen Ingwer und Pfeffer. Er sollte immer sparsam dosiert werden. Nahezu jeder von uns hat schon einmal, wenn auch unbewusst, Galgant gegessen, da er aus dem indonesischen Nationalgericht Nasi Goreng nicht wegzudenken ist.

Würztipps

- zum Würzen von Geflügel und Lamm, besonders gut in Kombination mit Kurkuma, Koriander und Ingwer
- zu Fisch und Meeresfrüchten
- zum Verfeinern von cremigen Suppen
- als Würze für klare Brühen und Gemüseeintöpfe
- lecker in scharfen Currys und Fleischspießchen.

Frischen Galgant findet man am ehesten in chinesischen Lebensmittelgeschäften. Trocken wird er pulverisiert oder in Stücken angeboten. Als Zutat der Klosterküche-Gewürzmischung für Nudelgerichte schmeckt er hervorragend zu mediterranen als auch asiatischen Nudelspeisen.

Geißraute (Galega officinalis)

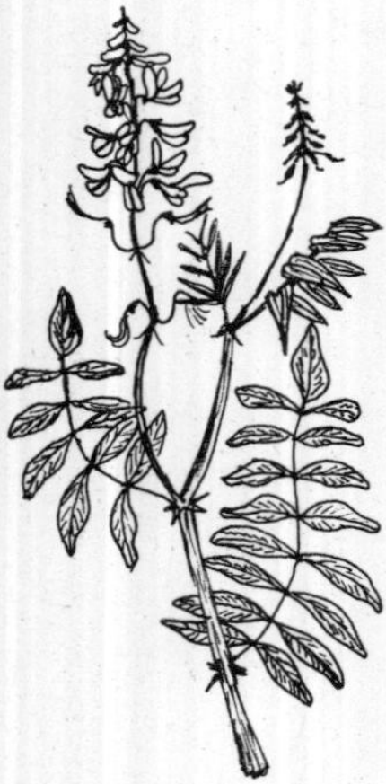

Das Geißrautenkraut findet man verwildert im ganzen östlichen, mittleren und südeuropäischen Raum auf feuchten, sumpfigen Wiesen. Seine ursprüngliche Heimat liegt vermutlich im östlichen Mittelmeergebiet. Der Name des bis zu 120 cm hohen Schmetterlingsblütlers rührt daher, dass man die Pflanze früher als Ziegenfutter anbaute. Als Heilpflanze kennt und schätzt man sie seit dem späten Mittelalter.

Inhaltsstoffe

Die Pflanze enthält als Hauptwirkstoff das Alkaloid Galegin, weitere Alkaloide, Flavonoide, Gerb-, Bitterstoffe, Saponine und Chromsalze.

Wirkungsweise

Das Alkaloid Galegin wirkt leicht blutzuckersenkend, vermutlich, indem es über das vegetative Nervensystem auf die insulinproduzierenden Zellen der Bauchspeicheldrüse einwirkt. Man findet die Droge deshalb in einigen pflanzlichen Antidiabetika. Geißraute regt das

Wachstum der Brustdrüsen an und verstärkt den Milchfluß bei stillenden Müttern, manchmal bis zu 50%. Nebenwirkungen sind bei der niedrig dosierten Anwendung als Tee oder Gewürz kaum zu erwarten.

Anwendungsweise/Tipps

Die Geißraute gehört zu den Heilmitteln, die den Blutzuckerspiegel senken können, weshalb sich eine Anwendung bei Diabetes mellitus empfiehlt. Die Insulintherapie kann die Droge jedoch nicht ersetzen. Die Volksheilkunde empfiehlt das Kraut außerdem als schweißtreibendes Mittel, bei Verdauungs- und Stoffwechselstörungen, gegen Würmer, Vergiftungen und Hauterkrankungen.

Würztipps

- die gehackten jungen Blätter in den Salat
- zum Verfeinern von Rohkostgerichten
- als Würze zu Fenchel- und Kürbis.

Geißrautenkraut ist enthalten in der leckeren Klosterküche-Gewürzmischung für Rohkost aus dem Brecht-Gewürzsortiment der Reformhäuser.

Kerbel (Anthriscus cerefolium)

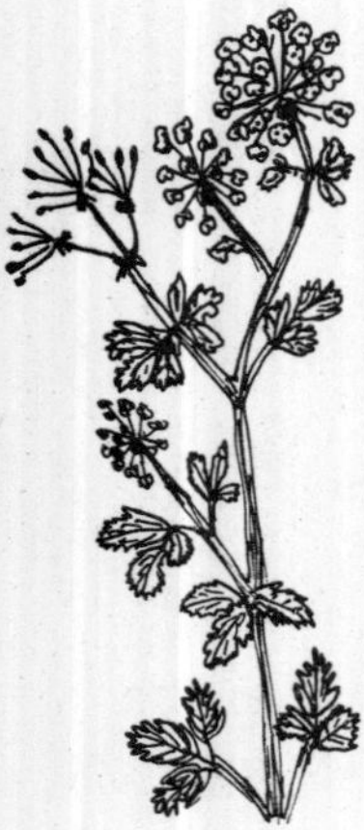

Der ursprünglich aus Südrussland und Vorderindien stammende Kerbel war schon im alten Rom als Gewürz und Heilpflanze bekannt. In den mittelalterlichen Klostergärten hatte das frische Frühjahrskraut seinen festen Platz als Fastenkraut, als Heilmittel gegen Magen- und Darmbeschwerden und zur Blutreinigung. Beim Anbau im eigenen Garten ist Sorgfalt geboten, da man ihn selbst dort mit einigen, gerne in Gärten wild wachsenden giftigen Doldenblütlern verwechseln kann.

Inhaltsstoffe

An wirksamen Inhaltsstoffen enthält Kerbel vor allem die ätherischen Öle Isoanethol und Estragol. Daneben finden sich in beachtlicher Konzentration die Mineralien Kalium, Calcium und Zink, ferner Carotinoide und Bitterstoffe.

Wirkungsweise

Aufgrund des Gehalts an ätherischen Ölen wirkt Kerbel entkrampfend und entblähend auf den Magen und Darm. Kalium wirkt harntreibend und spielt eine wichtige Rolle bei der Funktion von Muskulatur und Nervengewebe. Das Zink unterstützt das Immunsystem, Calcium wird für den Knochenaufbau gebraucht. Die Carotinoide bilden die Vorstufe von Vitamin A und beugen der Krebsentstehung vor.

Anwendungsweise / Tipps

Kerbel regt allgemein den Stoffwechsel an. Dies macht ihn zusammen mit seiner schweiß- und harntreibenden Wirkung zu einem Heilmittel bei Hautleiden, Stoffwechselerkrankungen und Wasseransammlungen in den Beinen. Ferner unterstützt das Kraut die Behandlung von Immunschwäche und Osteoporose.

Würztipps

- passt gut zu Eiergerichten und Omelett
- als Würze in Suppen, Soßen und Kräuterbutter
- lecker auch zu Salat, Quark und Fisch.

Kerbel ist ein uraltes beliebtes Küchenkraut, das in der feinen französischen Küche seinen besonderen Platz als Zutat der „fines herbes“ genießt. Das leicht süßliche und in seinem Geschmack entfernt an Fenchel erinnernde Gewürz entfaltet sein volles Aroma in Kombination mit Sahne.

Knoblauch (Allium sativum)

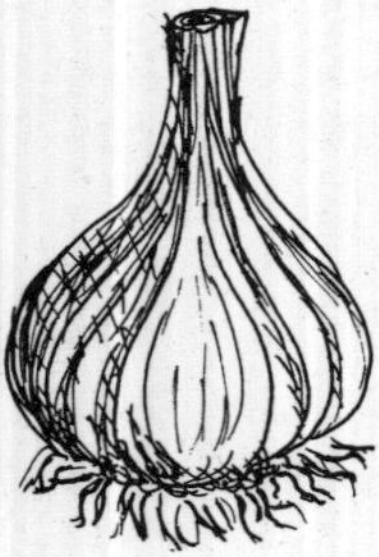

Die ursprüngliche Heimat des Knoblauchs liegt wahrscheinlich in Zentralasien. Doch schon seit Jahrtausenden wird er im ganzen Orient angebaut. Als Arzneimittel und Gewürz findet er schon in den alten Schriften Babylons Erwähnung. Auch die Ägypter schätzten ihn und hielten mit seiner Hilfe die Pyramiden-Arbeiter bei Kräften.
Im europäischen Mittelalter war die Heilkraft der Pflanze so angesehen, dass Karl der Große ihren Anbau in den Klostergärten vorschrieb.

Inhaltsstoffe

Hauptwirkstoffe der Droge sind verschiedene schwefelhaltige Verbindungen, die auch den Geruch ausmachen wie die ätherischen Öle Alliin, Allicin und Ajoen. Ferner findet man Garlicin, Adenosin und Flavonoide neben verschiedenen Vitaminen, Mineralien und Spurenelementen.

Wirkungsweise

Alliin, Allicin und Ajoen sind die drei wichtigsten Wirkstoffe des Knoblauchs. Das Alliin hemmt die körpereigenen Enzyme, die die Blutfettwerte in die Höhe treiben. Die Einnahme von Knoblauch beugt also einem zu hohen Cholesterinspiegel vor. Allicin wirkt antibiotisch. Das Ajoen verhindert krankhafte Blutgerinnselbildung in den Gefäßen und verringert so das Risiko von gefährlichen Verschlüssen.

Anwendungsweise / Tipps

Knoblauch kann so viel, dass man ihn zu Recht als Allheilmittel feiert. Er hilft bei grippalem Infekt, Durchfall, Darmentzündungen, Koliken, Verstopfung, Durchblutungsstörungen, gegen verschiedene Wurmarten, Hautpilz, Warzen und Amöbenruhr. Er lindert Zahnschmerzen, senkt den Blutdruck und beugt der Arteriosklerose und somit dem Schlaganfall, der Angina pectoris und dem Herzinfarkt vor. Die Knolle stärkt das Immunsystem, unterstützt die Leber bei der Entgiftung des Körpers und beugt der Entstehung von Krebs vor. Damit der Knoblauch innerlich angewendet seine medizinischen Wirkungen entfalten kann, muss man mindestens 4 Gramm täglich zu sich nehmen, das sind etwa 1-2 frische Knoblauchzehen. Stillende Mütter sollten auf Knoblauch verzichten, da er über die Muttermilch beim Säugling starke Blähungen verursachen kann.

Knoblauch-Zitronen-Tee bei Erkältung

Zutaten: 1 Knoblauchzehe, 150 ml Wasser, Saft einer ½ Zitrone, 1 TL Honig

Anwendung: Knoblauch schälen und in ein Teeglas pressen, Zitronensaft dazu geben, mit heißem (nicht kochendem) Wasser übergießen, gut umrühren und mit Honig gesüßt schluckweise trinken. Mehrmals täglich angewendet, wirkt dieser Trunk rasch einer Erkältung entgegen.

Knoblauch-Tinktur gegen Arteriosklerose

Zutaten: 1 Knoblauchknolle, 300 ml hochprozentigen Weingeist
Anwendung: Knoblauch schälen, klein hacken und in ein Schraubglas füllen. Den Alkohol darüber gießen und das Ganze 14 Tage lang verschlossen an einem dunklen Ort ziehen lassen. Danach abseihen und in eine saubere Flasche füllen. Über eine längere Zeit dreimal täglich 20 Tropfen davon einnehmen.

Knoblauchwein als Gesundheitstonikum

Zutaten: 1 Knoblauchknolle, 1 Flasche Weißwein
Anwendung: Den Knoblauch schälen und klein hacken, zusammen mit dem Wein in einen Topf geben und zum Sieden bringen. 10 Minuten bei geschlossenem Deckel ziehen lassen, absieben und in eine Flasche füllen. Gut verschlossen drei Tage stehen lassen, dann zu den Mahlzeiten je ein Likörgläschen trinken.

Knoblauch-Honig zur inneren und äußeren Anwendung

Zutaten: 1 Knoblauchknolle, 500 g Honig

Anwendung: Den geschälten Knoblauch durch eine Knoblauchpresse in einen Mörser quetschen und darin so lange zerdrücken, bis er fast glasig wird. Etwa 2 EL Honig dazu geben und weiter rühren, bis die Masse durchscheinend wird. Den Brei mit dem restlichen Honig in ein Schraubglas füllen und gut verrühren. Nehmen Sie bei Erkältung 3-6mal täglich einen TL pur oder in ein Getränk gemischt zu sich. Äußerlich auf die Haut aufgetragen, desinfiziert und heilt er Schürfwunden, kleine Bisse, Wunden und Fußpilz.

Knoblauch entfernt Warzen

Sieben Tage vor Neumond eine Scheibe Knoblauch genau auf die Warze legen und mit einem Pflaster festkleben. An Neumond das Pflaster entfernen. Die Warze sollte jetzt schmerzlos abfallen.

Würztipps

- zu Fleisch, Fisch, Muscheln, Gemüse und Nudelgerichten
- als Würze in die Kräuterbutter
- zum Verfeinern von Suppen, Soßen, Marinaden.

Weltweit wird Knoblauch auf die vielfältigste Art verwendet. Er schmeckt scharf, würzig, brennend. Den unangenehmen Geruch kann man durch das Kauen von Pfefferminze oder Petersilie sowie das Lutschen von Kardamom-Samen abmildern.

Majoran (Majorana hortensis)

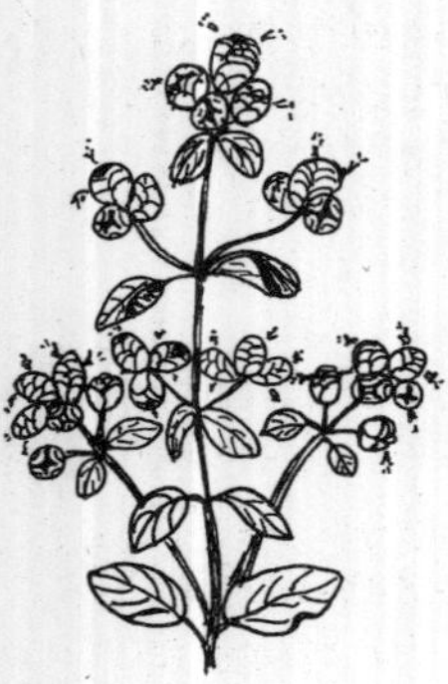

Der ursprünglich aus dem östlichen Afrika stammende und bis in den Vorderen Orient wild verbreitete Majoran wurde schon in der frühen vorchristlichen Zeit in den arabischen Ländern kultiviert. Im Mitteleuropa fand er erst im ausklingenden Hochmittelalter seinen festen Platz in den Klostergärten, zumal sein Anbau nördlich der Alpen nicht ganz einfach ist.

Inhaltsstoffe

Die ätherischen Öle mit den Terpenen, vor allem cis-Saninenhydrat, sind verantwortlich für den typischen Geruch und Geschmack des Majorans. Daneben enthält die Pflanze die hochwirksame Rosmarinsäure, außerdem Arbutin, Methylarbutin, Hydrochinon, Bitterstoffe und jede Menge Calcium und Kupfer.

Wirkungsweise

Zusammen mit der Rosmarinsäure bewirken die ätherischen Öle die verdauungsfördernde und krampflösende Heilkraft des Majorans. Zudem fördern sie äußerlich die Durchblutung der Haut und des darunter liegenden Gewebes. Das Hydrochinon als entzündungs- und infektionshemmende Substanz steht im Verdacht, Krebs zu erregen, weshalb man nicht täglich größere Mengen Majoran zu sich nehmen sollte.

Anwendungsweise / Tipps

Zu den zahlreichen Anwendungsmöglichkeiten von Majoran gehören innerlich: Erkrankungen der Atemwege, Blähungen, Verdauungsbeschwerden wie Durchfall und Darmkoliken, Reizmagen, Gallensteinleiden, Menstruationsbeschwerden, Krämpfe, Lähmungen und Harnleiden. Äußerlich angewendet hilft er bei Prellungen, Verstauchungen, Muskelzerrungen, Rheuma, Ohrenschmerzen und Schnupfen. Als Badezusatz bringt er Linderung bei nervös bedingten Unterleibsbeschwerden.

Majoran-Tee

1 TL Majoran mit einem Glas kochendem Wasser übergießen, 10 Minuten ziehen lassen und heiß trinken. Je eine Tasse zweimal täglich getrunken, hilft gegen Verdauungsstörungen, Menstruationsbeschwerden und Entzündungen der Mundschleimhaut.

Majoran-Inhalation bei Erkältung, Schnupfen, Husten

Zutaten: 2 EL Majoran, 1 Liter kochendes Wasser

Anwendung: Majoran in einer Schüssel mit kochendem Wasser übergießen, umrühren, ca. 15 Minuten dreimal täglich inhalieren.

Majoran-Sirup bei Reizhusten und Erkältungen

Zutaten: 15 g Majoran, 10 g Thymian, 300 ml Honig, 3 kleine Knoblauchzehen, 300 ml Wasser
Anwendung: Knoblauch zerdrücken und mit Majoran und Thymian ca. 20 Minuten im Wasser zugedeckt kochen lassen. Abseihen, Honig dazugeben und nochmals kurz aufkochen. In eine dunkle Flasche abfüllen. Dreimal täglich 1 EL Sirup (Kinder die Hälfte) einnehmen, bis die Beschwerden ganz abgeklungen sind.

Majoran-Öl bei Rheuma

Zutaten: 30 g Majoran, 1 Stück frischer Ingwer ca. 5 cm lang, 300 ml Pflanzenöl kaltgepresst
Anwendung: Geschälten und zerkleinerten Ingwer, Majoran und Öl im Wasserbad erhitzen, zwei Stunden auf niedriger Flamme kochen lassen. Abseihen und in saubere Flasche füllen. Mehrmals täglich auf die schmerzenden Stellen auftragen.

Majoran-Salbe gegen entzündete Kinder-Schnupfennasen

Zutaten: 1 TL Majoran, 1 EL Butter
Anwendung: Zutaten unter ständigem Rühren im Wasserbad erhitzen und 10 Minuten ziehen lassen, dann durch ein Taschentuch absieben. Mit der Salbe

die entzündete Kindernase mehrmals täglich innen und außen eincremen.

Majoran in der Küche

Das Kraut ist mit seinem herben, pfeffrigen Aroma gar nicht mehr aus unseren Küchen wegzudenken. Frisch oder getrocknet unter die Speisen gegeben, macht er Deftiges besser verdaulich und haltbarer. Man findet ihn heutzutage in fast jeder Blut- oder Leberwurst und jedem Hamburger.

Würztipps

- zum Bestreuen von gekochtem Spinat
- zum Würzen von Fleischgerichten wie Hackfleisch, Hammel und Wild
- zum Verfeinern von Pasteten, Leberknödeln und Würsten
- überstreuen von Suppen und Soßen
- frisch oder getrocknet zu Salaten und Rohkost.

Majoran sollte man sparsam dosieren, da er mit seinem markanten Aroma schnell andere Gewürze übertönt. Mit Thymian, Rosmarin und Basilikum harmoniert er wunderbar in feinen Gewürzmischungen.

Hochwertigen Majoran aus ökologischem Landbau finden Sie im Brecht-Gewürzregal im Reformhaus. Die schonend getrockneten Blätter zeichnen sich durch hohe Qualität und würziges Aroma aus.

Mariendistelkraut
(Silybum marianum)

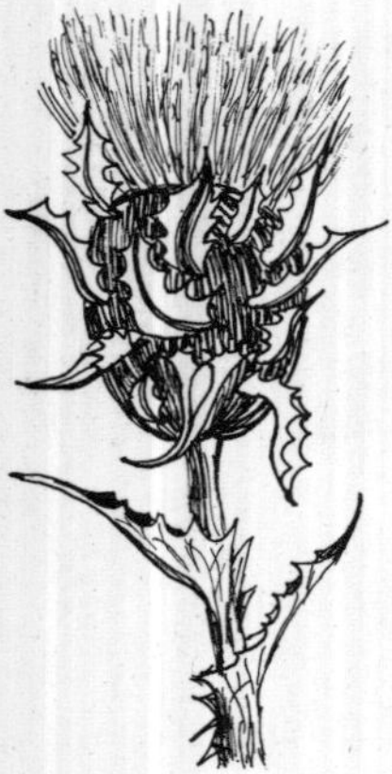

Diese eigenartig weiß gefleckte große Distel stammt ursprünglich aus dem Mittelmeergebiet und dem Orient, besonders häufig findet man sie in Südfrankreich. Erst Anfang der sechziger Jahre hat man aus der Mariendistel das Silymarin isoliert, welches das erste wirksame Gegengift bei Knollenblätterpilzvergiftung ist. Vorher war der versehentliche Verzehr des Pilzes für jeden vierten Erwachsenen und jedes zweite Kind tödlich.

Inhaltsstoffe

Die Pflanze enthält, vor allem in den Samen, die Flavanonderivate Silymarin mit dem wichtigen Silybin, ferner andere Flavonoide wie Taxifolin sowie fettes Öl und Phytosterole.

Wirkungsweise

Das Silymarin hat einen stabilisierenden Effekt auf die Membranen der Leberzellen, reagiert dort mit zellschädigenden oxidierenden und reduzierenden Radikalen und beschleunigt die

Proteinsynthese der Leber. Aufgrund dessen schützt es die Leber bei schweren Vergiftungen und unterstützt ihre Regeneration.

Anwendungsweise / Tipps

Die Mariendistel ist das beste Heilmittel für die durch Gifte geschädigte Leber und Milz. Weiter empfiehlt sie sich bei Gallebeschwerden, insbesondere bei Gallensteinkoliken, da sie die Sekretion der Galle anregt und die extremen Schmerzen zu lindern vermag. Ein weiteres wichtiges Anwendungsgebiet ist die Förderung des Milchflusses bei stillenden Müttern, weshalb die Pflanze auch Milchdistel genannt wird.

Mariendistelkraut-Tee

2 TL getrocknetes Mariendistelkraut mit einem Glas kochendem Wasser übergießen, 10 Minuten ziehen lassen und heiß trinken. Nach Belieben mit Honig oder Agavendicksaft süßen.

Würztipps

- als Würze in Eintöpfe
- zum Verfeinern von Suppen (Pilzsuppen oder Zwiebelsuppe)
- zum Würzen von Salatdressing und Soßen.

Mariendistelkraut findet man im Brecht-Gewürzregal im Reformhaus als Zutat der leckeren Klosterküche-Gewürzmischung für Suppen und Soßen.

Oregano
(Origanum vulgare)

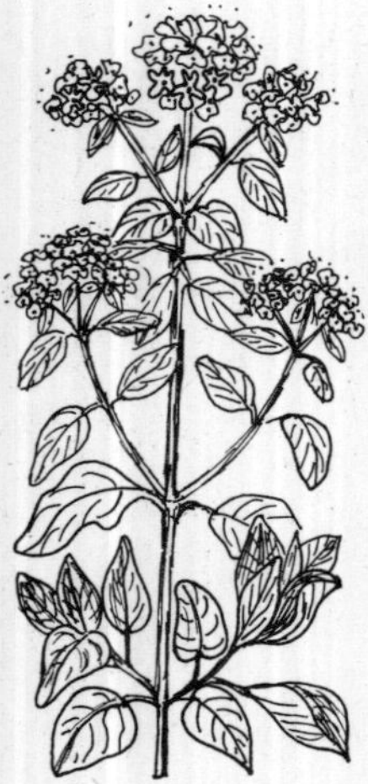

Oregano, auch Dost genannt, ist eng mit dem Majoran verwandt und wird häufig mit diesem verwechselt. Die aus dem Mittelmeergebiet stammende Pflanze liebt den trockenen, warmen Boden, wird aber auch in den nördlicheren Ländern Europas bereits seit dem ausklingenden Mittelalter als Heil- und Zauberpflanze in den Kräutergärten kultiviert. Man findet ihn in warmen Weinberglagen nicht selten verwildert an.

Inhaltsstoffe

Die Droge enthält an wirksamen Substanzen vor allem ätherische Öle mit Karvakrol und Thymol. Daneben finden sich Triterpene, Rosmarinsäure und Bitterstoffe, ferner die Mineralien Calcium und Eisen.

Wirkungsweise

Das in der Pflanze enthaltene Thymol wirkt hauptsächlich antibiotisch, das Karvakrol entzündungshemmend und schmerzlindernd. Darüber hinaus wirken die Bitterstoffe und die Rosmarinsäure entkrampfend auf die Bronchien, wodurch das Abhusten von Bronchialsekret unterstützt wird, und entfalten im Darm entkrampfend sowie entblähende Wirkung. Calcium unterstützt den Knochenaufbau, das Eisen regt die Blutbildung an.

Anwendungsweise / Tipps

Oregano lindert durch Bronchitis, Keuchhusten und Asthma hervorgerufene Atembeschwerden, indem er Hustenkrämpfe löst. Er hilft bei Hals-, Rachen- und Zahnfleischentzündungen, krampfartigen Unterleibsbeschwerden, Magen- und Darmerkrankungen und kältebedingtem Kopfschmerz. Er wirkt vorbeugend und unterstützend bei Blutarmut und grippalen Infekten.

Oregano-Tee

1 TL Oregano mit 1 Glas kochendem Wasser übergießen, 10 Minuten ziehen lassen, abseihen und möglichst heiß trinken. Dreimal täglich zu sich genommen, hilft der Tee bei Erkältung, Husten und Kopfschmerzen.

Oregano-Tee zur besseren Verdauung

Zutaten: 1 TL Oregano, 1 TL Pfefferminze, 1 Glas Wasser

Anwendung: Die Kräuter mit 1 Glas kochendem Wasser übergießen, 10 Minuten ziehen lassen, abseihen und während der Mahlzeit trinken. Dieser Tee regt den Appetit an und lindert krampfartige Magen- und Darmbeschwerden, die häufig besonders während dem Essen auftreten.

Oregano-Gurgelwasser

Zutaten: 1 TL Oregano, 1 TL Kamille, 1 TL Salbei, 300 ml Wasser
Anwendung: Die Kräuter mit dem kochenden Wasser übergießen, 10-15 Minuten ziehen lassen, abseihen und in ein keimfreies Fläschchen füllen. Im Kühlschrank aufbewahren. Bei Halsschmerzen oder Zahnfleischentzündungen mehrmals täglich gurgeln und spülen.

Oregano-Öl gegen Kopfschmerzen

Zutaten: 1 TL Oregano, 1 TL Pfefferminze, 1 TL Lavendelblüten, 100 ml Olivenöl kaltgepresst
Anwendung: Die Kräuter mit dem Öl in ein Schraubglas füllen und abgedunkelt 10 Tage ziehen lassen. Abseihen und in einem dunklen Fläschchen aufbewahren. Bei Kopfschmerz mehrmals täglich auf die Schläfen reiben. Das Öl hilft auch bei rheumatischen Gelenk- und Gliederschmerzen.

Oregano-Badewasser bei Erkältung, Menstruationsbeschwerden, Muskel- und Gelenkschmerzen

Zutaten: 100 g Oregano, 1 Liter Wasser

Anwendung: Das Kraut zusammen mit dem Wasser ca. 15 Minuten kochen, dann abseihen und dem Badewasser zusetzen. Etwa 10 Minuten darin baden.

Oregano in der Küche

Mit seinem angenehm würzigen, etwas scharfen und herben Geschmack ist Oregano aus der Küche gar nicht mehr wegzudenken. Als das traditionelle Pizzagewürz dominiert er vor allem auf dem italienischen Speiseplan und verhilft den sonst etwas schwer verdaulichen Teiggerichten zu mehr Leichtigkeit.

Würztipps

- zu Tomaten und griechischen Salaten
- zum Würzen von Lamm, Hackfleisch, Fisch und Geflügel
- zum Verfeinern von Tomaten- oder Zucchinisuppe
- in Gemüse- und Kartoffelaufläufen
- zum Würzen von Hülsenfrüchten.

Oregano schmeckt sehr gut in Kombination mit Rosmarin, Thymian, Basilikum, Knoblauch, Schnittlauch, Petersilie, Zwiebeln und Olivenöl. Man sollte ihn sparsam dosieren, da er mit seinem würzigen Aroma schnell andere Gewürze übertönt.

Sehr schmackhaften und aufgrund seines hohen Thymolgehalts heilkräftigen italienischen Oregano aus kontrolliert ökologischem Anbau finden Sie im Brecht-Gewürzregal im Reformhaus.

Quendelkraut
(Thymus serpyllum)

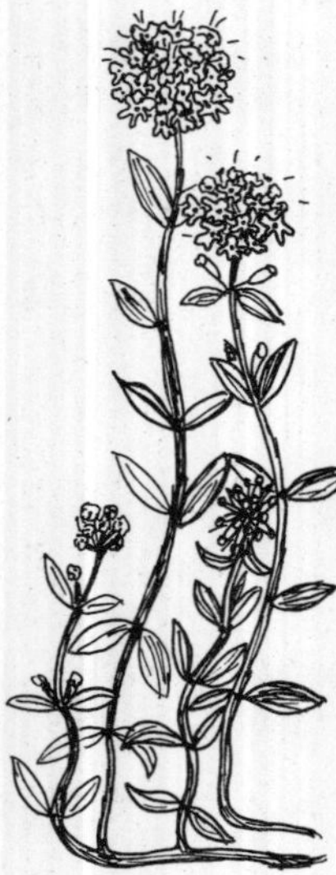

Der bei uns heimische Quendel, auch Feldthymian genannt, wurde schon im Altertum als Heilpflanze verehrt. Zuerst der Göttin Freya geweiht, wurde das Kraut später zu Ehren der Jungfrau Maria angepflanzt. Die Pflanze stand als Heilmittel bei Frauenleiden in hohem Ansehen. Zudem glaubte man, dass sie böse Geister vertreiben und das Vieh vor Krankheit schützen kann. Das Karvendelgebirge ist sogar nach dem Quendel, der in Österreich Karvendel heißt, benannt.

Inhaltsstoffe

Quendel enthält ein Gemisch aus ätherischen Ölen mit Cymol, Carvacrol und Thymol. Außerdem befinden sich in der Pflanze Bitterstoffe, Gerbstoffe und Flavonoide. Zwei weitere wichtige Inhaltsstoffe sind Eisen und Zink.

Wirkungsweise

Die ätherischen Öle gelangen über die Verdauung ins Blut und werden in der Lunge wieder abgeatmet, wo sie ihre antibiotische, schleim- und krampflösende Wirkung entfalten. Die Gerbstoffe bewirken im Darm die Bildung einer schützenden Eiweißmembran und helfen so zusammen mit den desinfizierenden ätherischen Ölen wirksam bei Darminfektionen.

Anwendungsweise / Tipps

Quendel wird vor allem bei Atemwegsinfektionen, bei Magen-Darm-Grippe und bei Durchfall eingesetzt. Der Aufguss des Krautes hilft bei Husten, Keuchhusten und Asthma, bei Unterleibs- und Magen-Darmkrämpfen, bei Schlafstörungen, Nervenschwäche und bei Rheumatismus. Besonders zu empfehlen ist er Frauen vor und nach der Geburt.

Quendel-Tee

1 TL Quendelkraut mit 1 Glas kochendem Wasser übergießen, 10 Minuten ziehen lassen und nach Bedarf mit Honig oder Agavendicksaft süßen.

Quendel-Fenchel-Tee bei Darminfekten

Zutaten: 3 EL Quendelkraut, 1 EL zerstoßener Fenchelsamen, 2 EL Honig, ½ TL Salz, 1 Liter Wasser

Anwendung: Das kochende Wasser über die Kräuter schütten, 10 Minuten ziehen lassen, abseihen, den Honig und das Salz darunter rühren und schluckweise so viel wie möglich davon trinken. Dieser Tee entkrampft die Darmwände, lindert die Schmerzen und liefert dem Körper wichtige Nährstoffe.

Quendel-Sirup bei Husten und Erkältung

Zutaten: 30 g Quendel, 10 g Kamille, 2 Knoblauchzehen, 3 TL Anissamen, 300 g Honig, 500 ml Wasser
Anwendung: Knoblauch zerdrücken, Quendel, Kamille und die zerriebenen Anissamen im Wasser ca. 20 Minuten kochen. Abseihen, den Honig dazugeben, kurz aufkochen und in eine Flasche füllen. Viermal täglich einen Esslöffel, Kinder einen Teelöffel einnehmen.

Quendel-Gurgellösung gegen Entzündungen im Mundraum

1 EL Quendelkraut mit einer Tasse kochendem Wasser übergießen, 15 Minuten ziehen lassen und abseihen. So oft wie möglich über den Tag verteilt gurgeln und spülen. Die Lösung hält sich einen Tag.

Quendel-Fußbad

Zutaten: 30g Quendelkraut, 1 Liter kochendes Wasser
Anwendung: Das Kraut mit dem kochenden Wasser übergießen, 15 min ziehen lassen, abseihen und zusammen mit 10 Litern Wasser in eine kleine Wanne geben. Die Füße 10-15 Minuten darin baden. Das Bad

fördert die Durchblutung der Füße und regt allgemein den Kreislauf an.

Quendel gibt Kraft

Die ätherischen Öle befreien, sie bringen nicht nur die Funktionen von Lunge und Darm, also von Nehmen und Geben, wieder ins rechte Lot, sondern sie stärken die Nerven und machen den Kopf klar. Wer täglich harte geistige Arbeit leisten muss, dem hilft das Quendelkraut dabei, die Gedanken zu sortieren und die Konzentration zu verbessern. Quendel hat einen sehr würzigen, strengen, ätherischen Geschmack und passt, vorsichtig dosiert, zu den mannigfaltigsten Speisen.

Würztipps

- zu Hackfleisch, Rind, Lamm und Wild
- zum Würzen von Zucchini, Auberginen, Tomaten und Pilzen
- zum Verfeinern von Salaten und Rohkost
- überstreuen von Gemüsesuppen
- zum Einlegen von Gurken und Gemüse.
- pikant zu Bohnen, Kartoffeln und Rote Bete.

Quendel ist zwar eng verwandt mit dem bekannteren Thymian, hat aber ein wesentlich milderes Aroma und gilt deshalb als Geheimtipp unter den Gewürzen. Leider ist er noch nicht überall erhältlich. Man findet ihn im Reformhaus in hochwertiger Qualität im Brecht-Gewürzregal.

Sauerampfer (Rumex acetosa)

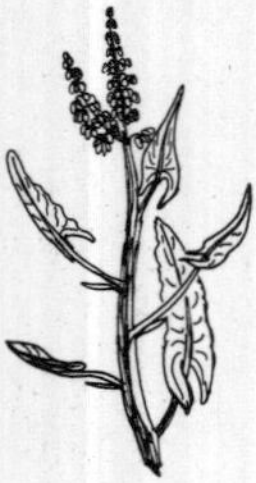

Sauerampfer findet man auf der ganzen Welt auf den Wiesen der gemäßigten Klimazonen als Wildpflanze. In den Gärten ist der Anbau des etwas größeren Garten-Sauerampfers seit Alters her üblich.

Im Mittelalter verband die Pflanze mit den Juden ein besonderer Brauch: In einem Kreis ausgestreuter Sauerampferblättern wurde auf die fünf Bücher Mose geschworen.

Inhaltsstoffe

Im Kraut der Pflanze befindet sich primäres Kaliumoxalat, freie Oxalsäure, Flavonoide und jede Menge Vitamin A und C. Die Wurzeln enthalten geringe Mengen Anthraverbindungen, Schleim und Gerbstoffe.

Wirkungsweise

Noch ist die Wirkweise dieser alten Heilpflanze nicht ausreichend erforscht worden. Die Volksheilkunde kennt Sauerampfer als appetitanregend, verdauungsfördernd, harntreibend und blutreinigend. Ferner löst das Kraut Verschleimungen und fördert die Infektabwehr. Im Frühjahr ist er ein wichtiger Vitamin-C-Lieferant. Die Wurzeln gelten als allgemein stärkend und zusammenziehend.

Anwendungsweise/Tipps

Sauerampfer ist einer der besten Vitamin-A- und C-Lieferanten im zeitigen Frühjahr. Als Kur in den Salat geschnitten oder in Maßen als Suppe gegessen entschlackt er zudem den Körper und reinigt das Blut. Seine Blätter regen den Appetit an und helfen bei Harnverhalt. Vorsichtig im Verzehr von Sauerampfer sollten jedoch Menschen mit Neigung zu Nierensteinen sein, da die Pflanze die Steinbildung unterstützt. Auch Kinder sollten nicht zu viel der giftigen Oxalsäure zu sich nehmen. In Wein gekocht hilft die Droge bei Unterleibsschmerzen. Die Wurzel beseitigt Spulwürmer und wirkt heilend bei Ruhr.

Sauerampfer-Tee bei Hauterkrankungen

2 TL Sauerampfer mit 1 Glas kochendem Wasser übergießen, 10 Minuten ziehen lassen und heiß trinken. Je ein Glas morgens und abends zu sich nehmen und die betroffenen Hautstellen mit dem Tee waschen.

Würztipps

- als Würze in Salat, Suppe, Gemüse, Quark und Joghurt.
- zum Verfeinern von Rohkost, auch enthalten in der Klosterküche-Gewürzmischungen für Rohkost und Nudeln von Brecht.

Schabzigerklee
(Trigonella caerulea)

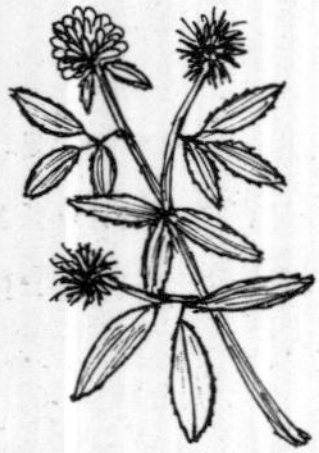

Ursprünglich stammt der bei uns recht unbekannte Schabzigerklee aus dem östlichen Mittelmeerraum, wo der Schmetterlingsblütler gerne auf trockenen, mageren Hängen wächst. Vermutlich wurde er bereits im Mittelalter in die Gärten der nördlicheren Länder Europas gebracht, wo er sich recht bald ein hohes Ansehen verschaffte. Besonders den Schweizern hatte er es angetan. Sie würzten damit ihr Brot und stellten mit Hilfe der Pflanze den weit über die Grenzen bekannten Schabzigerklee-Käse her.

Inhaltsstoffe

Die Pflanze enthält einen sehr hohen Anteil an Schleimstoffen, viel Eiweiß und reichlich Vitamin C. Ferner finden sich Cumarine, Alkaloide, Nikotinsäure, Choline und Sapogenine.

Wirkungsweise

Leider sind die Wirkmechanismen der heute fast in Vergessenheit geratenen alten Heilpflanze noch nicht hinreichend erforscht. Der hohe Gehalt an Schleimstoffen erklärt jedoch die reizlindernde Wirkung auf Haut und Schleimhäute.

Anwendungsweise / Tipps

Die alte Volksmedizin setzte den Schabzigerklee als innerliches Stärkungsmittel ein, besonders nach kräftezehrenden Krankheiten. Er regt den Appetit an und liefert jede Menge Eiweiß. Äußerlich angewendet weicht und heilt er Furunkel, Abzesse, offene Beine und Lymphschwellungen. Als Gurgelmittel lindert er Halsschmerzen, die Bäder helfen bei Durchblutungsstörungen und Hauterkrankungen mit Jucken.

Schabzigerklee-Tee

2 TL Schabzigerklee mit 1 Glas kochendem Wasser übergießen, 10 Minuten ziehen lassen und heiß trinken. Höchstens zwei Gläser täglich trinken, da die in der Pflanze enthaltenen Cumarine in hohen Dosen Kopfschmerzen auslösen.

Würztipps

Das Kraut des Schabzigerklee gilt nach wie vor als Geheimtipp unter den Vollwertkost-Liebhabern

- als Würze ins selbstgebackene Brot
- zum Überstreuen von Suppen und Soßen
- im Quark, Joghurt und Frischkäse
- zum Würzen von Käse- und Eierspeisen.

Schabzigerklee findet man im Brecht-Gewürzregal im Reformhaus.

Ysop (Hyssopus officinalis)

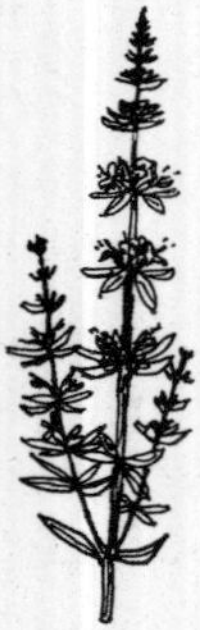

Wo der Ysop ursprünglich herkommt, lässt sich heutzutage nicht mehr nachvollziehen. Der Lippenblütler liebt die trockenen und kalkreichen Gebiete, weshalb man ihn wild vor allem in den Hochgebirgen Europas und Asiens findet. Im Mittelalter verhalf ein Übersetzungsfehler in der Bibel dieser Heilpflanze zu ungeheurer Popularität. Aus dem Wort „Hysso" (= Spieß) wurde „Hyssopo" (= Ysop). Nun stand es schwarz auf weiß in der Bibel, dass Jesus der Essigschwamm mit einem Ysopstengel und nicht mit einem Spieß gereicht wurde.

Inhaltsstoffe

Ysop enthält ein ätherisches Öl mit Pinen und Pinocamphon, ferner Gerbstoffe und das Flavonoidglycosid Diosamin.

Wirkungsweise

Das reine ätherische Öl löst bei innerer Anwendung bereits nach Einnahme weniger Tropfen tonisch-klonische Krampfanfälle aus. Die Einnahme als Tee oder als Gewürz ist bei Einhaltung der Dosierung unbedenklich. Ysop wirkt schleimlösend und entkrampfend auf die Bronchien und den Darm. Er regt den Appetit an, fördert den Gallefluss und stärkt das Herz.

Anwendungsweise / Tipps

Ysop reinigt und entkrampft die Atemwege. Dadurch lindert er Husten, Krampfhusten, chronische Bronchitis, Bronchialasthma, Schnupfen und Nebenhöhlenentzündungen. Gegurgelt hilft er bei Halsentzündung, Heiserkeit und geschwollenen Lymphdrüsen. Der Tee schafft Abhilfe bei Nachtschweiß, Rheuma, Magen-Darm-Beschwerden und allgemeiner Schwäche.

Ysop-Tee

2 TL Ysopkraut mit 1 Glas kochendem Wasser übergießen, 5 Minuten ziehen lassen und möglichst heiß trinken. Nach Belieben mit Honig oder Agavendicksaft süßen.

Würztipps

Der leicht bittere, kampferartigen Geschmack macht Ysop aus dem Brecht-Regal zu einem idealen Gewürz für alle deftigen Gerichte:

- einige frische Blättchen in den Gurken- oder Tomatensalat
- zum Verfeinern von Kräuterbutter, Mayonnaise und Salatsoßen
- zum Würzen von Kartoffelsuppe und Eintöpfen
- zu Kalbsfleisch, Fisch und Geflügel.

Register

Bücher

Bültjer, Ulrike: *Falken Lexikon der Gewürze,* Falken-Verlag, Niedernhausen/Ts. 1998

Fischer-Rizzi, Susanne: *Medizin der Erde,* (Irisiana) Hugendubel Verlag, München 1994

Hedley, Christopher, Shaw, Non: *Das große Kräuterheilbuch,* Neff-Verlag, Rastatt 1997

Hoffman, David: *Die große Pflanzenapotheke,* Mosaik-Verlag, München 1997

Hohenberger, Eleonore: *Gewürzkräuter und Heilpflanzen,* Obst- und Gartenbauverlag, München 1996

Lemanczyk, Wanda: *Würzig essen, länger leben: Die gesündesten Gewürze aus aller Welt,* Trias Verlag, Stuttgart 1999

Ody, Penelope: *Kräuter-Hausapotheke, natürlich und gesund,* Mosaik Verlag, München 1996

Saller, Reinhard, Bettschart, Roland: *Die Heilkraft der Gewürze, Von Anis bis Zimt,* Gräfe und Unzer Verlag, München 1998

Schiller, Reinhard: *Hildegard Pflanzen Apotheke,* Pattloch Verlag, Augsburg 1996

Zittlau, Jörg: *Von Ajowan bis Zimt, Lexikon der Gewürze,* Südwest Verlag, München 1999

Zittlau, Jörg: *Heilende Gewürzküche,* Ludwig Verlag, München 1998.

Bezugsquellen

Gewürze und Heilkräuter sind empfindlich für Schädlingsbefall. Deshalb werden aus wirtschaftlichen Gründen bei Anbau und Lagerung in der Regel Pflanzenschutzgifte eingesetzt, verarbeitete Gewürze werden bestrahlt oder begast. Wer nicht nur Gewürze optimaler Qualität, sondern auch ohne Rückstände einsetzen will und sie nicht selber anbauen will oder kann, sollte deshalb Gewürze aus dem Reformhaus bevorzugen.

Die in den Reformhäusern erhältlichen Gewürze und Kräuter, z.B. von der Gewürzmühle Brecht, sind nicht begast, nicht radioaktiv bestrahlt, stammen aus gesunden Beständen und sind arm an Rückständen. Die Weiterverarbeitung erfolgt schonend, möglichst in Handarbeit, um die Erhaltung der Rohstoffqualität zu sichern.

Regelmäßig untersuchen unabhängige Institutionen die Naturprodukte auf ihren Wirkstoffgehalt, auf Verunreinigungen und auf Pilzbefall. Die ökologischen Waren sind frei von chemischen Konservierungs-, Aroma- und Farbstoffen. Kräuter, die unter optimalen Bedingungen angebaut, geerntet, getrocknet, weiterverarbeitet und verpackt werden, und brauchen deshalb keine Konservierungsstoffe.

Lesen Sie aus dem *sanoform*-Verlag:

Birgit Gey-Kemper

Wunderbare Wurzelkraft

Ingwer

Inhaltsstoffe, Wirkprinzipien und Heilanwendungen von A bis Z

Ingwer gilt in Ayurveda und Traditioneller Chinesischer Medizin als „großer Erwärmer von Innen“. Die aromatische Wurzel würzt nicht nur Kuchen, Speisen und Getränke, sondern hilft auch wunderbar bei Magenproblemen, Übelkeit, Reisekrankheit, Kreislaufschwäche und Erkältungen. Die Autorin Birgit Gey-Kemper kennt als Ärztin und Naturheilkundige Ingwer aus eigenen Erfahrungen in Indien. Viele Rezepte für Hausapotheke und Küche machen Lust auf´s Experimentieren mit diesem alten Hausmittel.

Taschenbuch 2000, 96 Seiten
ISBN 3-925502-08-4